conhecer & enfrentar

CIRURGIAS PLÁSTICAS

conhecer & enfrentar

CIRURGIAS PLÁSTICAS

Paulo Keiki Matsudo

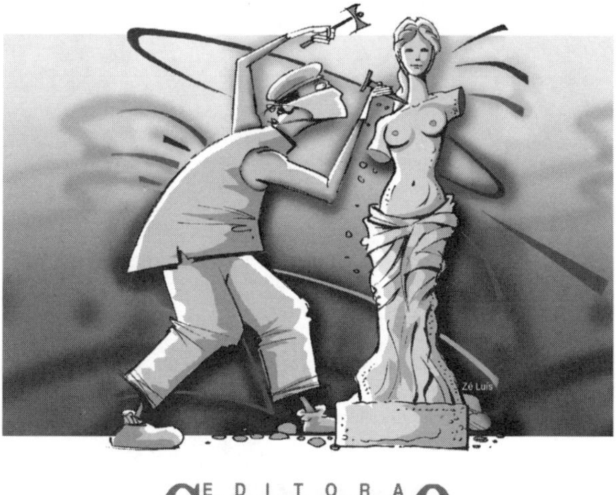

EDITORA CONTEXTO

Coleção:
Conhecer & Enfrentar

Coordenação da coleção:
Dr. Paulo Palma e Dr. Carlos Domene

Coordenação editorial:
Daisy Barretta

Preparação de originais:
Max Altman

Revisão:
Isabel G. F. de Menezes

Montagem de capa:
Antonio Kehl

Ilustração de capa:
José Luis Juhas

Dados Internacionais de Catalogação na Publicação (CIP)
(Câmara Brasileira do Livro, SP, Brasil)

Matsudo, Paulo Keiki, 1932–
Cirurgias plásticas / Paulo Keiki Matsudo. — São Paulo : Contexto, 1999. — (Coleção conhecer & enfrentar)

ISBN 85-7244-116-6

1. Beleza — Cuidados 2. Cirurgia — Aspectos estéticos 3. Cirurgia plástica 4. Estética 5. Medicina I. Título. II. Série

99-2080 CDD-617.95
NLM-WO 600

Índices para catálogo sistemático:
1. Cirurgia estética : Ciências médicas 617.95
2. Cirurgia plástica : Ciências médicas 617.953.
3. Cirurgia reparadora : Ciências médicas 617.95

1999

Todos os direitos desta edição reservados à
EDITORA CONTEXTO (Editora Pinsky Ltda.).
Diretor editorial *Jaime Pinsky*
Rua Acopiara, 199 – Alto da Lapa
05083-110 – São Paulo – SP
PABX/FAX: (011) 832-5838
E-mail: contexto@wenet.com.br

SUMÁRIO

INTRODUÇÃO

Por que a opção por uma cirurgia plástica?

A palavra-chave é equilíbrio. Quando passamos a viver em equilíbrio com o nosso corpo, acabamos gostando mais de nós mesmos, logo, olhamos a vida com olhar mais positivo, mais otimista.

Então, quando o desequilíbrio afetar a nossa auto-estima é a hora. Apenas, tenha claro que cirurgia plástica não faz milagre, e cirurgiões plásticos não são mágicos. Mesmo porque a eterna busca da juventude tem muito a ver com criar ilusões. Fazer uma cirurgia plástica, seja ela qual for, não vai transformar ninguém em um símbolo sexual, porém, cria ilusão de juventude, equilibrando a balança entre você e seu espelho. Muitas vezes a cirurgia não consegue eliminar as imperfeições que incomodam, todavia minimizá-las pode ser o bastante para que se tenha de volta a auto-estima.

Uma conversa franca e aberta com o cirurgião, em que fiquem bem definidas as expectativas, permitirá que se atinja um consenso benéfico para o paciente. Não esqueça: qualquer exagero pode ser desastroso.

As razões que levam uma pessoa a procurar um cirurgião plástico são muitas e variadas, mas todas guardam em si o valor especial que a sociedade dá à aparência. É o mito da aparência que afeta psicologicamente as pessoas, jovens ou não, a ponto de estimular uma procura indiscriminada por cirurgias plásticas para a solução de todos os problemas.

Como a cirurgia estética envolve sentimentos, inseguranças, vaidades, autoconfiança, auto-estima e amor próprio, procure um bom especialista, verificando se é membro da Sociedade Brasileira de

Cirurgia Plástica. Não acredite em médicos que prometem milagres. Use seu bom senso e não se compare a um objeto na prateleira de supermercado. Se o profissional oferece seus serviços por um preço muito abaixo da média do mercado, desconfie.

A confiança no médico é a essência para o seu equilíbrio emocional antes, durante e depois da cirurgia. Essa confiança, juntamente com informações técnicas e esclarecimentos científicos serão suas armas para lutar contra os medos. Seu cirurgião será um psicólogo com bisturi nas mãos. Tomada a decisão, entregue seus medos e inseguranças nas mãos do profissional que você escolheu.

Tenha confiança e enfrente.

O FANTASMA: A CIRURGIA

Todo e qualquer procedimento cirúrgico, para que seja bem-sucedido depende em 50% do paciente. Logo, seguir corretamente as instruções pré e pós-operatórias, que incluem exames e recomendações, corresponde aos 50% de responsabilidade do paciente. Seja qual for a cirurgia realizada, a outra metade é de responsabilidade do cirurgião e sua equipe. Esclareça sempre suas dúvidas e procure se tranqüilizar contribuindo com que o período intermediário, quando você vai conviver com edemas e equimoses não o afetem psicologicamente. Colabore com você mesmo, já que isto não passa de uma fase passageira, então não faça dela uma tortura em sua vida.

A ANESTESIA

A descoberta da anestesia consistiu em grande avanço na medicina, sobretudo na cirurgia. Seu desenvolvimento, com a pesquisa e utilização de novas substâncias, permitiu que fossem aplicados anestésicos cada vez mais seguros e de menor toxidade.

No caso específico da cirurgia plástica, as anestesias mais usadas são a *local* e a *peridural*, associadas ou não à sedação. É importante ressaltar que o anestesista deve acompanhar o ato cirúrgico, mesmo em casos de anestesia local.

Em casos muito especiais (exceções) podemos utilizar a anestesia geral.

Na anestesia local, a maior precaução por parte do cirurgião deve ser na quantidade de anestésico, acompanhada de adrenalina (um vaso constritor que diminui o sangramento). Existe uma margem de segurança que deve ser respeitada, e a infiltração levada a efeito por etapas, de acordo com o planejamento das áreas a serem operadas, para que o medicamento não fique muito tempo em contato com as células e não seja demasiadamente absorvido.

A anestesia peridural consiste na injeção de anestésico em um espaço virtual, situado entre a vértebra lombar e o canal medular (isto é, ao lado da coluna), chamado de espaço epidural. É uma anestesia largamente utilizada, de vez que, quando comparada com a anestesia raquidiana (anestésicos injetados dentro do canal medular), a peridural apresenta a vantagem de não causar dores de cabeça residuais e de ter efeito anestésico mais leve podendo o paciente ter alta no mesmo dia. Seu procedimento em mãos habilidosas e qualificadas é simples e seguro.

A anestesia geral consiste na injeção de anestésico por via endovenosa, que vai agir diretamente no cérebro. Este é o único tipo de anestesia que deixa o paciente totalmente inconsciente e respirando através de ventilação artificial. Sua duração se prolonga até o término da cirurgia. O paciente acorda e recobra a consciência logo a seguir. Pode ou não ter alta no mesmo dia.

Choque anafilático

O choque anafilático é uma reação alérgica intensa contra uma substância ou medicamento que tenha sido ingerido, injetado ou entrado em contato com o paciente e pode acontecer até mesmo com anestesia local, por exemplo, na cadeira do dentista.

Os sinais mais freqüentes são bronco-espasmo, edema da glote e vermelhidão na pele. Esta situação é extremamente rara de acontecer, e no geral, pode ser revertida com medicação antialérgica (corticóides), broncodilatadores e ventilação assistida.

O ENVELHECIMENTO DA PELE

A deterioração rápida da pele acontece a partir dos trinta anos. A função das glândulas sebáceas diminui, associando-se a mudanças hormonais com perda da estrutura elástica e da umidade local. A maior parte dos problemas da pele acontecem no colágeno e elastina, que são fibras protéicas complexas do tecido que formam parte do sistema de suporte. Quando estas estruturas se deterioram, a pele se torna inelástica, rígida e sua espessura diminui de 50% a 75% até os 75 anos. Entre os principais fatores que deterioram a pele se destacam:

Efeito da luz solar. É unânime o conceito de que o sol representa a maior força destrutiva da pele e associa-se aos sinais mais evidentes do processo de envelhecimento. Os raios ultra-violetas destróem as fibras de colágeno e elastina, provocando as "manchas senis" (pequenas manchas escuras nas costas das mãos e nos braços) e rugas, dando à pele um aspecto acartonado. Estes raios estimulam a formação de radicais livres na pele que por sua vez diminuem as enzimas antioxidantes endógenas e a vitamina E. Isto representa uma das melhores explicações para o surgimento das rugas. Na atualidade, a maioria das substâncias que provocam o envelhecimento da pele, e até mesmo o câncer, está em segundo plano em relação à produção celular de radicais livres, que por sua vez lesam ou alteram o código celular da pele ao extremo até malignizar-se.

Cigarro. É tóxico por si mesmo, além de conter na sua estrutura centenas de intermediários para a formação de radicais livres. Está confirmado que o cigarro é um fator de risco independente para o desenvolvimento de rugas e que fumantes com mais de cinqüenta cigarros por dia, têm possibilidade 4,7 vezes maior de adquirir rugas prematuras do que os não-fumantes. Os fumantes têm menor concentração de ácido ascórbico (vitamina C) do que os não-fumantes, o que favorece a ruptura do tecido conectivo da pele.

Álcool. Os seus efeitos são similares aos do cigarro, por desidratar o corpo e restringir o fluxo sangüíneo às células da pele. Ao consumir álcool, as células dérmicas perdem nutrientes essenciais como a vitamina A, necessária para manter a integridade da pele, unhas e cabelos. Um bom consumo de derivados ricos em vitamina A ou seu precursor beta-caroteno (presente em vegetais de folhas verdes) associados à vitamina C agem protegendo o organismo contra o envelhecimento precoce da pele.

Dieta e estresse. Agem como fatores de intermediação na produção de radicais livres, alterando principalmente o nível de colágeno e elastina.

OS TRATAMENTOS

Hoje, a reversão dos sinais de envelhecimento deixam de ser apenas uma possibilidade. A interação entre os procedimentos estéticos associados à ação de antioxidantes e nutrientes permitem conservar a beleza administrando o envelhecimento do organismo. Os tratamentos à base dos alpha hidroxiácidos recuperam a capacidade reprodutora dos fibroblastos (células da pele que produzem colágeno e elastina que são as fibras que dão sustentação e elasticidade). Por exemplo, o ácido glicólico aplicado diariamente, faz a pele escamar, o que gradativamente vai eliminando as imperfeições superficiais.

Os *peelings* (esfoliantes) são substâncias aplicadas sobre a pele, durante alguns minutos, dependendo da indicação. A pele elimina as imperfeições com o tempo e pode ir readquirindo a sustentação e a elasticidade.

O mito

Tratamento antienvelhecimento é bobagem, só cirurgia é que funciona.

A verdade

Quando bem indicados, seguidas as recomendações e feito com disciplina, os tratamentos funcionam perfeitamente, entretanto, podem durar meses até que os efeitos venham a ser sentidos. O tratamento pode ser usado até como manutenção para pacientes já operados da cirurgia da face. De acordo com os métodos usados para avaliar a eficácia deste tipo de tratamento, foi feita experimentação *in vitro*, testes em animais, ensaios clínicos abertos em humanos, e concluiu-se que são eficazes quando somadas suas ações: medicamentos + cosméticos + filtros e/ou bloqueadores.

ABRASÕES

Q*uímicas.* O *peeling* químico visa melhorar a textura e pigmentação da pele sem incisões. Costuma dar bons resultados na diminuição das rugas finas faciais, de manchas e alguma melhora nas peles com acnes. É indicado também para clarear, melhorar e manter a pele após a ritidoplastia (cirurgia plástica da face). Existem vários tipos de *peelings* químicos que vão do menos ao mais agressivo que são indicados segundo diversos fatores, entre eles:

1) Disponibilidade do paciente. Se o paciente não pode se afastar do trabalho durante o período necessário para recuperação de um *peeling* mais agressivo, opta-se por um tratamento lento e gradativo com resultados que aparecem de médio a longo prazo, por exemplo, um *peeling* semanal ou quinzenal (depende do caso) com ácido glicólico a 70%.
2) Aparência da pele. Se a pele está muito manchada, ou com muitas rugas finas (Figura 1), ou ainda com cicatrizes de acne é conveniente um tratamento mais agressivo em que o paciente precisa se afastar por um intervalo de mais ou menos sete dias para não se expor à claridade e à luz solar, ou, até que saiam todas as cascas (Figura 2) que se formam, pemitindo o uso de bloqueador solar para poder se expor. Neste caso, os resultados são mais rapidamente visíveis logo após a queda das cascas, apesar da tonalidade levemente avermelhada (Figura 3), que persiste ainda por alguns dias. O produto habitualmente usado é o TCA (ácido tricloracético), também chamado de *blue peel*, com concentrações que variam de 20% a 35%.

Mecânica. Em alguns casos muito difíceis ainda tem-se a opção do *peeling* mecânico ou lixamento da pele (Figura 4 e 5), por exemplo, quando as cicatrizes de acne são muito profundas, podendo ainda associá-lo ao químico para obter-se resultados melhores. Hoje, este tipo de *peeling* perdeu muito espaço para o *peeling* a laser.

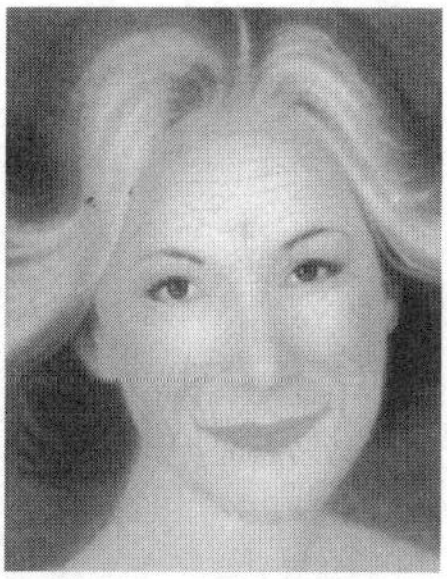

(1)

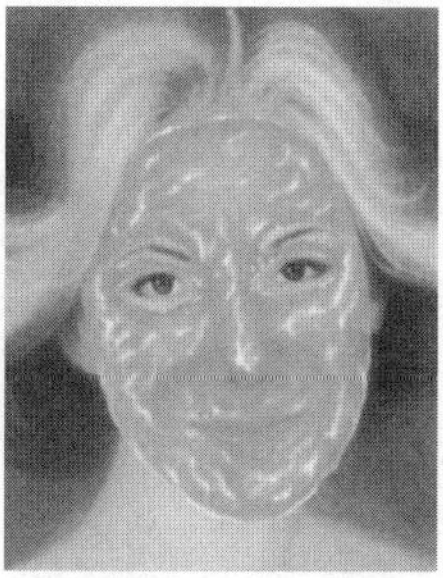

Primeiros 3 dias (2)

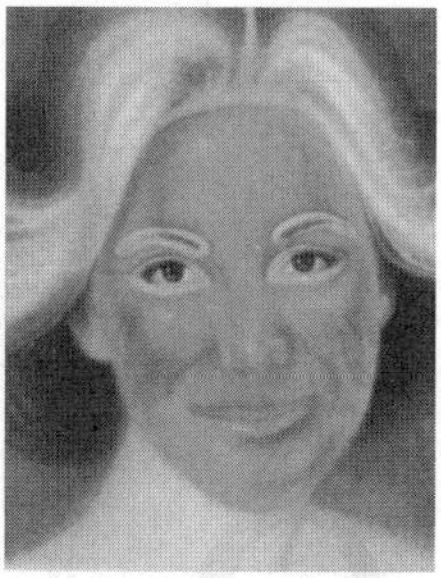

Até 15º dia (3)

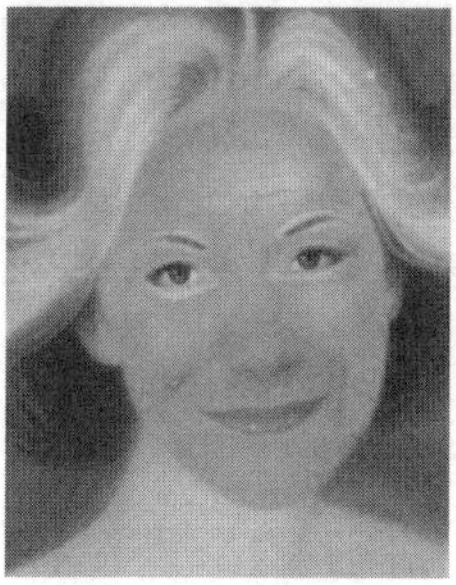

Após 15 dias (4)

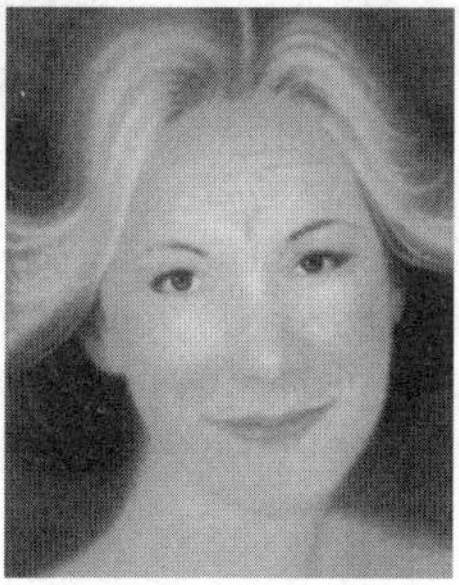

Após 30 dias (5)

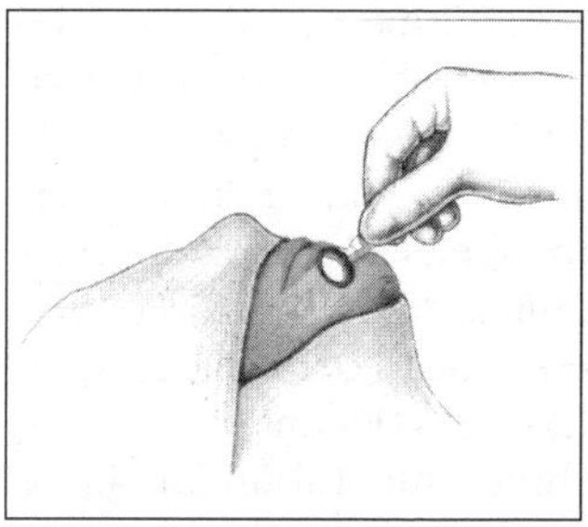

A

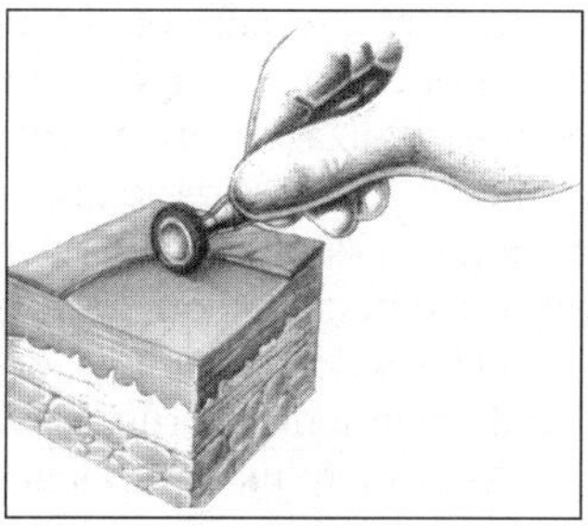

B

PEELING A LASER

O laser é uma fonte irradiante de energia luminosa que pode ser utilizada em diferentes procedimentos, agindo diretamente nos tecidos. O laser de CO_2 pode ser utilizado de forma focalizada (corte) ou desfocada, abrangendo uma área muito maior (*resurfacing*) que é uma opção para pacientes que ainda não têm indicação para ritidoplastia, ou para melhora de manchas e cicatrizes de acne. A cirurgia a laser tem suas restrições e seus resultados são mais satisfatórios em pacientes de pele clara. Veja a seguir as principais utilizações do laser Co_2.

Skin resurfacing

O laser CO_2 é considerado o grande avanço na área de tratamento das rugas faciais e manchas senis pois promove uma vaporização da epiderme e parte da derme de modo uniforme, coerente e seletivo, podendo abranger grandes superfícies cutâneas (o rosto) ou partes localizadas (rugas palpebrais e labiais). Sua propriedade de termólise, a velocidade abaixo de 500µs (tempo que a energia térmica passa de uma célula para outra) possibilita a retirada dos tecidos envelhecidos com lesão tecidual mínima.

O laser de CO_2 é indicado nos processos de fotoenvelhecimento facial, tratamento de rugas finas e manchas senis (Figura 1).

As principais complicações são a hiperemia (abundância de sangue) persistente, a hipocromia (manchas brancas) residual, a incidência de herpes, infecções e quelóides (formação do tipo tumoral, embora não-maligna). Dentre elas, a hipercromia (manchas escuras) é a mais comum, principalmente nas peles de tipo III e IV (peles morenas). O seu tratamento é efetivo com o uso de clareadores (hidroquinona, ácido kógico, ácido fítico e arbutin), esfoliantes (retin-A, ácido glicólico, ácido salicílico) e bloqueadores solares. Seqüelas permanentes com laser são raras.

O laser não é indicado nos casos de flacidez acentuada na face e rugas profundas, que necessitam de abordagem cirúrgica (*lifiting* facial), técnicas de preenchimento (lipoescultura facial, goretex, restylane e outros).

Quando bem indicado, os resultados são satisfatórios, a cirurgia é realizada sob anestesia local e sedação durando em média quarenta minutos. É usado um curativo nos primeiros três dias (Figura 2), que funciona como uma pele falsa, com a finalidade de proteger, aliviar o incômodo da ardência e diminuir o inchaço. O curativo é retirado após 72 horas. No pós-operatório imediato o paciente passa por uma série de incômodos, em que é comum ocorrer ardor, queimação e coceira. O paciente não pode se expor à luz ou claridade de nenhuma espécie, em menos de dez dias.

Manchas e inchaços irão desaparecer com o tempo (Figura 3), e após mais ou menos quinze dias já é permitido o uso de maquiagem para disfarçar a tonalidade avermelhada da pele que permanece por algum tempo e cede mais rapidamente com os clareadores e esfoliantes. O resultado final só pode ser definitivamente avaliado após seis meses.

A preparação da pele para o procedimento de *resurfacing*, a terapia tópica e sistêmica adequada, ajuda o paciente a obter o maior benefício possível da cirurgia. Também habitua o paciente a usar estes procedimentos para conseguir e preservar os melhores resultados a longo prazo.

Cirurgia estética

A blefaroplastia (cirurgia das pálpebras) a laser é a principal indicação cirúrgica. Quando comparado ao método tradicional (bisturi), estima-se que com o laser o tempo de recuperação é uma média de 15% menor, com a vantagem de ser um procedimento com menos sangramento, logo, com menor índice de hematomas, equimoses, dor e edema pós-operatório.

Dentre as desvantagens, suspeita-se que nas primeiras duas semanas, a força tênsil da cicatriz a laser é menor do que a técnica tradicional, razão pela qual os pontos devem ser retirados mais tarde (oitavo ao décimo quarto dia do pós-operatório). O laser é um instrumento mais difícil de manipular que o bisturi, exigindo treinamento adequado, além de ser um produto de custo bastante elevado, elevando também o preço das cirurgias estéticas.

Cicatriz de acne

O laser CO_2 é indicado para o tratamento de seqüelas de acne que estejam na sua fase cicatricial. Suas propriedades de atuação seletiva e coagulação possibilitam visibilidade perfeita para tratar as lesões atróficas da pele (que tiveram ou sofreram atrofia, ou seja, perda das características iniciais da forma, cor e elasticidade), podendo atuar em cada cicatriz de forma diferenciada. Comparada à dermoabrasão clássica (com lixamento), a presença de exsudato (prurido) pós-operatório diminui a chance de formar desníveis cutâneos, permitindo uma recuperação mais rápida e suave.

É contra-indicado para cicatrizes profundas de acne. Neste caso o tratamento das lesões é mais eficiente com microincisões ou *punchs*, procedimento que diminui a profundidade das lesões para que, após dois ou três meses, possa se fazer o *skin resurface* com melhores resultados estéticos. Pacientes que tenham ingerido Roacutam nos últimos seis meses ou que apresentam cicatriz queloidiana devem submeter-se a testes antes de realizar o tratamento.

O laser é uma tecnologia que pode ser utilizada em uma grande variedade de aplicações, com grandes vantagens em relação a alguns métodos tradicionais, quando bem avaliada e indicada.

Neste momento, estamos apenas iniciando uma longa jornada através do conhecimento da tecnologia a laser, que certamente tornará possível, num futuro próximo, tratamentos cada vez mais eficazes e com menos efeitos colaterais.

O mito

O laser é a resposta definitiva para o tratamento de rugas, linhas de expressão, estrias, celulite?

A verdade

Sem dúvida a possibilidade de multi-indicações aliada ao carisma da palavra confundiu e confunde leigos e especialistas até hoje. O laser cirúrgico (que evapora as lesões) é confundido com o chamado soft-laser de baixa potência, não-cirúrgico.

Com laser CO_2, as rugas são tratadas eficientemente (processo cirúrgico), já os soft-lasers apresentam resultados menos contundentes, com efeitos amenizadores.

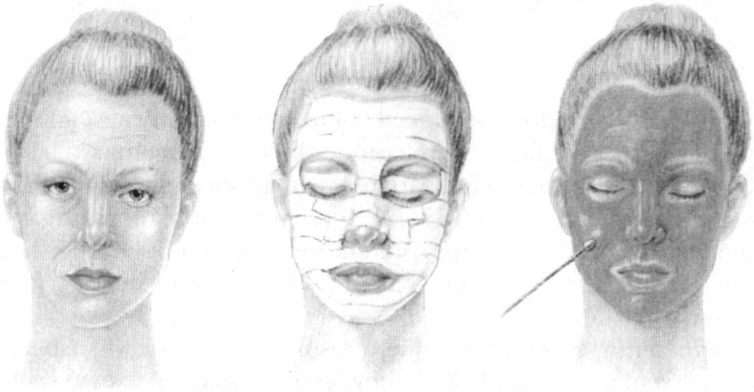

(1) (2) (3)

CIRURGIA DO REJUVENESCIMENTO DA FACE

A ritidoplastia facial (a cirurgia do rejuvenescimento da face) tem como objetivo principal dar ao paciente uma aparência mais jovem, minimizando os efeitos da ação do tempo sobre a pele, como os sulcos, rugas e flacidez. Em outras palavras, pretende devolver a beleza perdida com os anos, sem deixar transparecer a agressividade de uma face operada.

Para tanto, é importante que o resultado assegure um aspecto natural, sem a artificialidade de uma pele "repuxada". Nesse sentido, o tratamento da musculatura facial e do pescoço é essencial para conservar a estrutura facial e manter as expressões normais.

A continuidade da linha dos cabelos deve ser mantida. Essa tendência vem se acentuando a cada dia, pois até há alguns anos era comum que a ritidoplastia provocasse alterações nesses contornos, resultando um aspecto desagradável que não permitia o uso de cabelos curtos. Hoje, isso não acontece mais, a tecnologia e evolução da cirurgia plástica já conseguem resultados estéticos excelentes, respeitando a linha dos cabelos.

É comum a prática da blefaroplastia (cirurgia das pálpebras) associada à ritidoplastia, quando a região das pálpebras também estiver comprometida. É também freqüente, a lipoaspiração da gordura que se acumula na região da papada debaixo do queixo para melhores resultados.

Na maioria dos casos, a ritidoplastia tem efeitos psicológicos bastante positivos sobre o paciente, devolvendo-lhe uma aparência mais jovem. Apesar disso, ele precisa estar ciente de que a plástica pode retardar o processo de envelhecimento, mas não o interrompe.

Se o paciente usar tintura nos cabelos, recomenda-se que sejam tingidos uma semana antes da cirurgia, pois o tingimento não será permitido por pelo menos três semanas após a cirurgia.

No dia da cirurgia, os cabelos devem ser bem lavados, principalmente na região atrás das orelhas. Após a lavagem, não se deve usar fixadores ou outros produtos quaisquer. Não usar maquiagem, nem unhas esmaltadas. Deve-se vestir roupas de algodão e de abrir na frente para facilitar a vestimenta na hora da alta, e levar lenço de cabeça para encobrir o capacete.

O tempo de duração desta cirurgia leva em média de três a quatro horas. A incisão é feita a partir da fronte, contornando as orelhas, em direção à nuca. Em seguida, é feito o trabalho de reforço dos músculos, recolocando-os em seu lugar, diminuindo a flacidez.

A gordura na face é sinal de juventude e a que fica abaixo da linha da mandíbula e no pescoço, é sinal de envelhecimento. Essa gordura é retirada durante a cirurgia e a da face, mantida. Em seguida, a quantidade de pele excedente é retirada e a que permanece é puxada para cima e para trás, na região das têmporas, na frente e atrás das orelhas, o que irá proporcionar um resultado bem natural.

As cicatrizes são escondidas no couro cabeludo e nas linhas e dobras naturais da pele. O tipo de anestesia mais comum para esta cirurgia é a local, associada à sedação.

No pós-operatório, rara é a ocorrência de dor, mas se houver, um analgésico comum poderá resolver o problema satisfatoriamente. Deve-se usar bandagem ao redor da cabeça, que é trocada no segundo dia quando se retira o dreno e abandonadas definitivamente no sétimo dia, e então os cabelos deverão ser lavados.

Em repouso, o paciente deverá manter a cabeça ligeiramente elevada para evitar maiores edemas. Após 24 horas, deverá permanecer mais tempo sentado e/ou em pé do que deitado.

Manchas (hematomas) e inchaços (edemas) são comuns, mas desaparecem progressivamente, assim como eventuais sensações de repuxamento e insensibilidade na face e pescoço.

Pode haver prurido (secreção), coceira ou ardor na região dos pontos, que geralmente são retirados do sétimo ao décimo quinto dia. Depois disso, massagens podem ser feitas. O uso de cosméticos só é permitido após a retirada dos pontos, e os produtos serão indicados pelo médico. A exposição ao sol é liberada com limites, após 90 dias, mas sempre com o uso de filtro solar.

Durante os primeiros meses, o paciente pode se sentir deprimido ou ansioso, o que é absolutamente natural. Nesse caso, recomenda-se paciência, já que o resultado final só poderá ser observado após três meses, no mínimo.

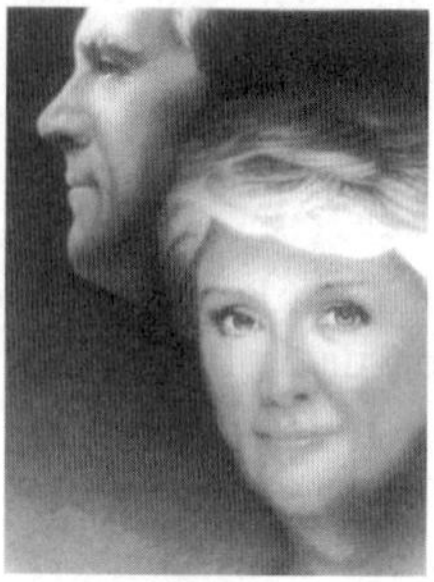

Antes

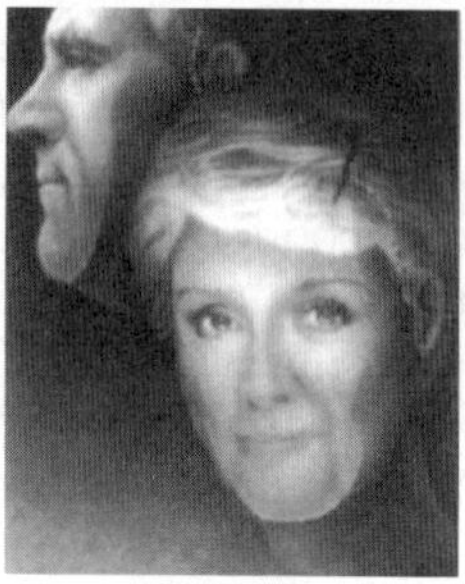

Incisões

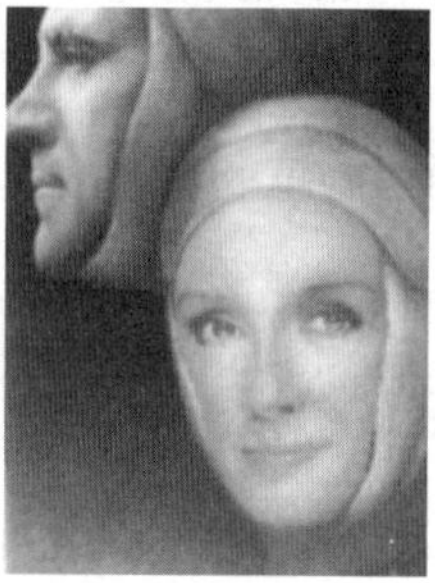

Curativo

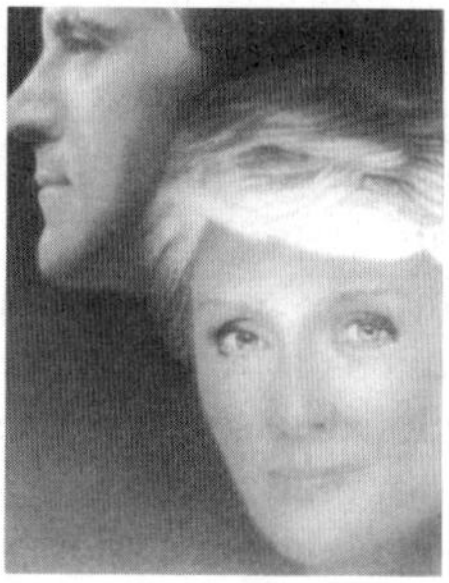

Depois

BOTOX: REJUVENESCIMENTO SEM CIRURGIA

A área que fica entre a região da testa e do nariz costuma ser a mais atingida pelo processo de envelhecimento, muitas vezes precoce, devido à exposição solar em horários inadequados e sem proteção eficaz, além, é claro, do estresse que a vida moderna impõe a homens e mulheres. Para pessoas que não querem e/ou não precisam se submeter a cirurgia plástica, existem hoje técnicas modernas que podem retardar ou até mesmo, dependendo do caso, reverter os sinais de envelhecimento com segurança e eficácia.

O botox ou toxina botulínica (uma proteína de origem biológica), sem dúvida, é um dos mais revolucionários métodos de rejuvenescimento facial que se tem notícia nos últimos anos. Sua eficácia e segurança para o uso cosmético já foram comprovadas por diversos estudos conduzidos por pesquisadores.

São inúmeras as vantagens deste método, em relação aos procedimentos convencionais. No método tradicional, para remover rugas da testa, por exemplo, era preciso fazer uma abertura para retirar parte do músculo. Este processo deixa cicatrizes e aumenta o tamanho da região (testa), além de submeter o paciente aos riscos que sempre existem em uma cirurgia. A aplicação do botox não implica riscos, restrições à exposição solar ou dor. Além disso, este método não traz complicações ou seqüelas e oferece um aspecto natural ao gosto dos pacientes.

A aplicação da substância para uso cosmético facial produz um relaxamento localizado na musculatura da face, o que proporciona melhora nas rugas de expressão, evitando-se os traumas normais da cirurgia plástica.

O método é indicado apenas para rugas da face. Por surtir efeito localizado ainda não é possível usá-lo como tratamento para corrigir imperfeições do corpo. As áreas mais indicadas para aplicação são testa, pés-de-galinha e lábios, pois a toxina age na musculatura causadora das desagradáveis "ruguinhas".

Os estudos científicos demonstram que o emprego da substância é muito seguro. Riscos existem somente quando a aplicação é feita de modo totalmente inadequado. O tratamento é realizado no consultório, com microagulhas e dura em média cinco minutos e não requer anestesia, exames de sangue, avaliação cardiológica nem gastos com internação.

Não existe idade ideal para se submeter a uma aplicação. O que pesa na escolha do paciente é, em primeiro lugar, a necessidade. Em nossa experiência temos utilizado a substância em jovens modelos com 21 anos e até em senhoras com 69 anos. Entretanto, o uso não é indicado para gestantes e portadores de doenças com distrofias musculares.

A toxina pode ser utilizada isoladamente em casos de jovens com rugas precoces, ou, como complemento após cirurgia plástica facial ou ainda, associada ao tratamento a laser para manutenção dos resultados obtidos.

Características

a) não há necessidade de resguardo após a aplicação;
b) o paciente pode retornar imediatamente às suas atividades profissionais;
c) o tempo de aplicação é de cinco minutos;
d) os efeitos já podem ser notados após 48 horas da aplicação;
e) a cabeça deve ser mantida elevada nas primeiras quatro horas após a aplicação, e os curativos não devem ser retirados durante este período;
f) a aplicação não deixa cicatrizes.

Os resultados são temporários e duram em média de três a seis meses, nos homens e de quatro a oito meses, nas mulheres.

Uma nova aplicação é possível a qualquer tempo, e a título de manutenção, é recomendável uma aplicação a cada seis meses, aproximadamente.

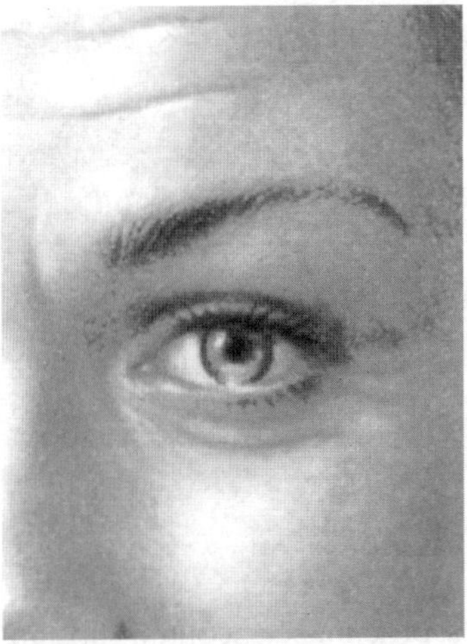

Antes

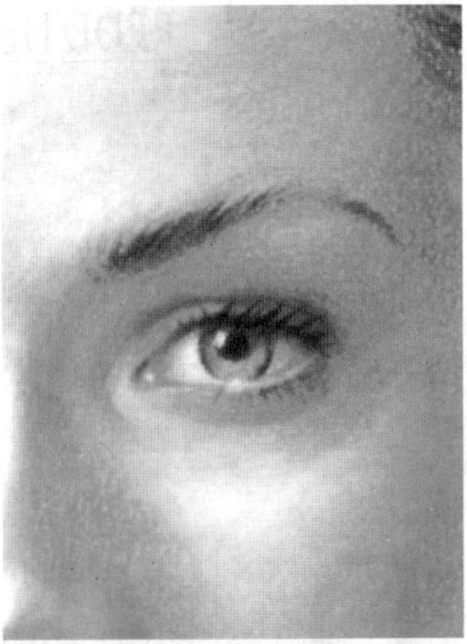

7 a 10 dias após

REDE DE IMPLANTES

Desde tempos remotos, procura-se encontrar substâncias para reposição dos tecidos moles, especialmente os faciais. O que se objetiva em geral é diminuir as depressões dos sulcos nasogenianos (relativos ao queixo e ao nariz), bem como modelar o contorno labial, eliminar as rugas peribucais (em torno da boca) ou engrossar levemente os lábios, e suprimir depressões glabelares (entre as duas áreas superciliares) e periorbitais (em torno dos olhos). Até mesmo, por vezes, fazer pequenos retoques em seqüelas de rinoplastias, para melhorar a aparência de cicatrizes.

Infelizmente, obter o material ideal não é tarefa fácil, já que inconvenientes podem surgir: reabsorção do material, o que implica reaplicações. Na incansável busca de soluções para estes problemas são utilizadas várias substâncias de preenchimento com bons resultados.

Os implantes injetáveis reabsorvíveis são uma boa escolha para quem não tem sulcos muito aprofundados, pois o efeito é imediato, e o procedimento, simples e rápido. São feitas em média duas sessões com intervalo de quinze a sessenta dias com duração de seis a dezoito meses dependendo do caso, quando procede-se a uma nova aplicação.

Os materiais não-reabsorvíveis, de nova geração, constituem uma outra alternativa e acredita-se estar diante de uma arma muito importante na luta contra as imperfeições faciais de tecidos moles.

Dependendo do caso e da expectativa do paciente, pode-se optar por um destes tipos de implante. Dentre algumas opções temos:

Gordura — é retirada de seu próprio corpo (em geral da parte interna do joelho) e a mesma gordura é injetada no sulco que se deseja corrigir ou para aumentar os lábios, ou ainda para aumentar o queixo ou as maçãs do rosto. Com o tempo, às vezes é necessário fazer retoques, pois a gordura é absorvida. O procedimento é feito com anestesia local e são aplicados curativos que são retirados em uma semana.

Ácido hialurônico — são injeções de uma substância sintética que imita um componente da pele. É usado para preencher sulcos, rugas e imperfeições (desde que não muito pronunciadas). Também é usado com ótimos resultados para delinear os lábios ou engrossá-los. Trata-se de um método seguro, com boa durabilidade (em média doze meses) e não é necessária anestesia. São aplicados curativos que podem ser retirados no dia seguinte.

Goretex — é um implante feito com um fio, um feixe deles ou uma fita colocada sob a derme. O resultado é definitivo. Pode ser usado para preencher sulcos nasogenianos (Figura 1 e 2), quando mais pronunciados, nas rugas entre os olhos, e nos lábios, para aumentar ou delinear, nas maçãs do rosto ou queixo. É feito com anestesia local e os curativos são retirados em uma semana.

Estas são as opções mais utilizadas, contudo existem outras: silicone, fibrel (colágeno de versão moderna), auto colágeno, autoderme etc.

O mito

Optando-se por uma das técnicas de implante, inviabiliza-se qualquer possibilidade de fazer uma cirurgia plástica facial posteriormente.

A verdade

O implante é um tratamento direcionado a uma determinada ruga, e nada impede que com o passar do tempo e sobrevinda da necessidade, possa-se fazer uma ritidoplastia, melhorando a aparência do rosto e pescoço.

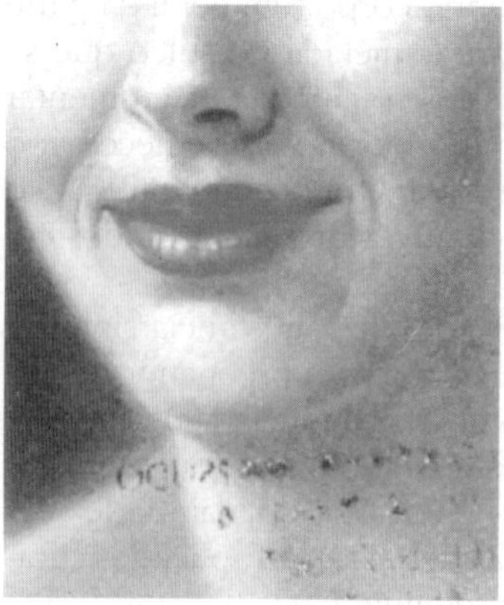

Antes (1)

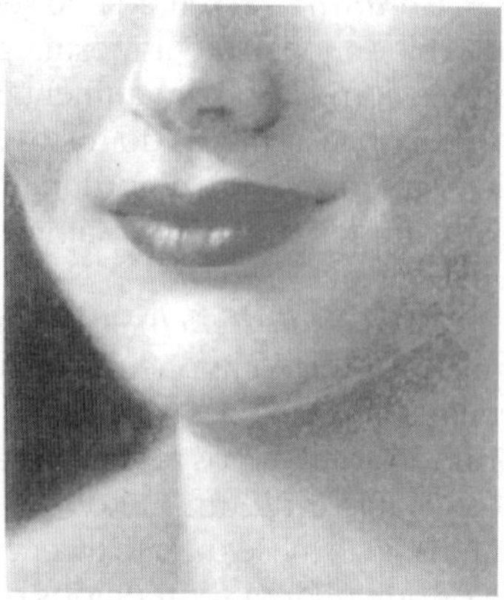

Depois (2)

Exemplo da associação de preenchimento + Botox

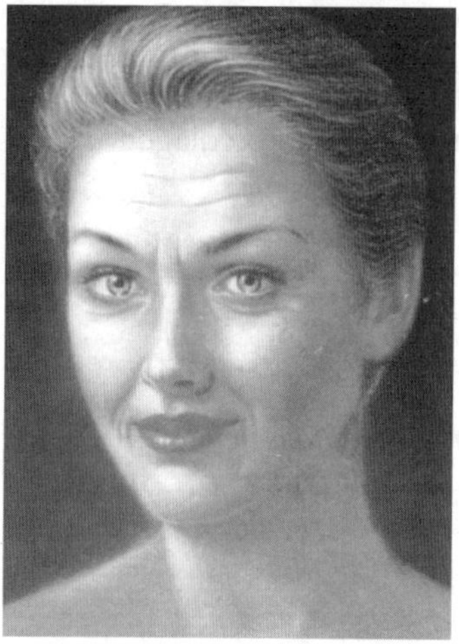

Antes

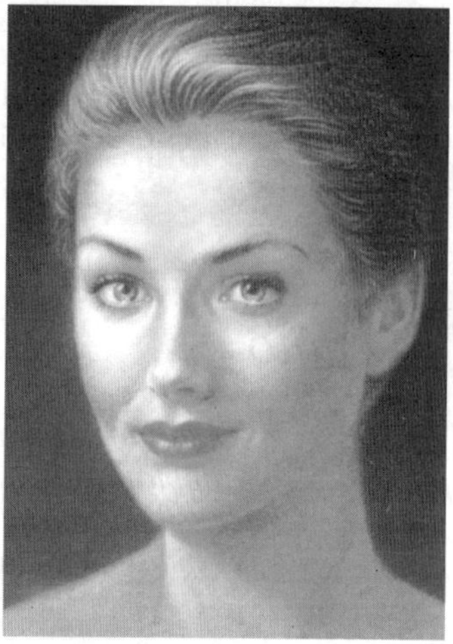

Depois

AS PINTAS

Fique de olho nelas! Podem parecer inofensivas na maioria das vezes, entretanto exigem todo o cuidado. Essas marcas tão comuns na população branca podem passar por um perigoso processo de transformação e culminar em câncer.

Símbolo de charme e sedução, quando estrategicamente situadas, as pintas mexem com a fantasia das pessoas. A tal ponto, que nem Marilyn Monroe conseguiu resistir à moda, nos anos 50: com um lápis de sobrancelha ela desenhava um sinal que a natureza lhe negou nas redondezas da boca. Entretanto, nem todas as pintas são bem-vindas. As grandes, salientes e cobertas de pêlos, que aparecem no rosto das bruxas de estórias infantis, acabam sendo vistas como uma desagradável marca de nascimento. Porém, não se trata apenas de desconforto estético.

Algumas, aparentemente inofensivas, podem evoluir para o tipo mais agressivo de câncer de pele, o melanoma, que tem uma alta probabilidade de se disseminar pelo corpo e prejudicar órgãos internos. Felizmente, esse tipo de tumor pode ser diagnosticado antes de atingir um estágio grave. O exame é muito simples. Requer apenas ambiente bem iluminado e os olhos treinados de um bom profissional. Em caso de suspeita, a pinta pode ser removida facilmente pelo médico e submetida a um exame anátomo-patológico (exame microscópico). Dependendo do tamanho e da profundidade do corte, não há necessidade de dar pontos. Normalmente, as pintas não são muito profundas, mas em caso de suspeita, a retirada é feita com margens de segurança, prevenindo retiradas posteriores ao exame de anátomo. Em áreas muito extensas, pode ser necessário recorrer a técnicas de cirurgia plástica.

Não há razão para se alarmar se você tiver diversas pintas espalhadas pelo corpo. Afinal, elas são muito comuns entre a população branca. As pintas ou nevos (como são conhecidas no meio científico) resultam da multiplicação e concentração dos melanócitos, células que produzem a melanina, pigmento escuro responsável pela coloração da pele e que a protege contra a ação nociva dos raios solares. A maioria não causa prejuízo algum ao organismo.

No entanto, em certas pessoas que apresentem tendências genéticas para o câncer de pele, as células da região onde se localiza a pinta, por razões desconhecidas, passam a se reproduzir de maneira desordenada. Em conseqüência disso, ela muda de tamanho ou altera suas características. Portanto, é indispensável observar as pintas com freqüência para identificar precocemente qualquer sinal de transformação maligna. Conheça, a seguir, os principais tipos de pintas:

Nevo congênito — de cor preta, acastanhada ou pouco pigmentada, esse tipo de pinta está presente no nascimento ou aparece logo depois, nos primeiros seis meses de vida. Normalmente é mais elevado, saliente e pode ter ou não pêlos. Surge em qualquer parte do corpo e seu tamanho é variável. Os pequenos têm até 1,5cm de diâmetro, as médias, de 1,5 a 20cm, e as grandes, acima de 20cm de diâmetro. Como as maiores chegam a cobrir grandes áreas do corpo, costumam ser retiradas por razões estéticas. Mas há um motivo ainda mais relevante para adotar esse cuidado: os nevos gigantes têm até 40% de chance de se transformarem em câncer. Nos menores, o risco varia de 5 a 20%. Quanto maior for a pinta, maior o perigo.

Nevo melanocítico (adquirido) — a maioria das pintas aparece na infância e na adolescência. São os chamados nevos adquiridos. De cor acastanhada ou avermelhada, eles podem ser planos ou elevados, redondos ou ovais e nascer em diversas regiões do corpo, embora raramente sejam encontrados no couro cabeludo, nos seios e nas nádegas. Essas pintas apresentam algumas características peculiares: são lisas, com as bordas bem demarcadas e regulares, têm cor uniforme, aparência homogênea e costumam medir até 5mm de diâmetro. Às vezes são providas de pêlos e podem escurecer devido à exposição ao sol. O risco dessas pintas se transformarem em tumor de pele é pequeno. Mesmo assim, é aconselhável observá-las para detectar qualquer eventual alteração.

Nevo displástico — descrito na década de 1970, esse tipo de pinta geralmente aparece na infância, embora também possa irromper em idade adulta. Os locais preferidos são o tronco, as pernas, os braços e o couro cabeludo, e a cor varia do marrom ao preto. Os nevos displásticos possuem certas características que os diferenciam dos demais tipos de pintas (especialmente dos nevos adquiridos): são numerosos (embora possa surgir apenas um) e irregulares, com as bordas mal delimitadas, a cor não uniforme e seu tamanho excede a 5mm de diâmetro (normalmente não ultrapassa 12mm). Em geral não têm acúmulo de pêlos. Sua aparência inofensiva oculta um grande perigo: a chance de um nevo displástico originar um melanoma é maior do que os demais tipos de pintas (exceto o nevo congênito gigante). Quem tem dois ou três parentes próximos que já apresentaram esse tipo de tumor e possui uma pinta displástica apresenta 100% de probabilidade de desenvolver um câncer de pele. Nesse caso, o especialista opta pela extração da pinta, antes mesmo de surgir qualquer lesão maligna. Às pessoas que apresentam tais pintas, mas não têm predisposição familiar a tumores cutâneos, aconselha-se observar o nevo constantemente e, a qualquer sinal de mudança, deve consultar imediatamente um médico.

Nevo azul — menos comum, essa pinta, que também surge na infância, forma-se na camada mais profunda de pele. Sua cor azul-acinzentada nada mais é do que o resultado de um efeito óptico da luz incidindo sobre a pele. A pinta pode permanecer inalterada por toda a vida ou se modificar com o tempo. Mas, é baixa a probabilidade de se malignizar. Em caso de dúvida, é mais prudente consultar um médico. Atenção: o súbito aparecimento de uma pinta azul deve ser investigado por um especialista: pode, na verdade, sinalizar um melanoma azulado.

Pinta de bruxa — apesar da aparência desagradável (grande, saliente e coberta ou não de pêlos), é um tipo que praticamente não apresenta riscos de transformar-se em câncer. Em geral, é retirada exclusivamente por razões estéticas, principalmente se estiver localizada no rosto.

Nevo halo — ao longo dos anos, sobretudo a partir da puberdade, o organismo pode iniciar uma reação à pinta (identificá-la como algo estranho), destruindo as células que a compõem. Gradativamente, ela vai se desintegrando e tende a desaparecer. Em decorrência, surge um halo esbranquiçado ao redor da pinta escura e, com o tempo, ela pode perder totalmente sua pigmentação, só que o relevo não se modifica. Assim, é comum em adultos saliências descoloridas ou mesmo esbranquiçadas no local onde antes havia uma pinta, sem que isso represente qualquer perigo.

Melanoma — embora não se saiba exatamente o que desencadeia o processo maligno, alguns fatores, além da predisposição genética, costumam estar associados ao desenvolvimento do câncer de pele. O mais significativo é o binômio pele clara e exposição exagerada aos raios solares. Portanto, as cidades que associam uma população de origem anglo-saxônica e a predominância de dias ensolarados registram altos índices de tumor maligno. O abuso de exposição ao sol favorece o desenvolvimento do melanoma, e também de mais dois tipos de câncer de pele, cuja origem não se relaciona às pintas. Estes dois tipos são muito mais freqüentes e menos agressivos. O mais comum é o carcinoma baso-celular (incidência de 72,2% entre os tumores de pele), que se desenvolve a partir de uma erupção rosada e evolui para uma ferida central, sem se espalhar pelo organismo. O segundo em incidência é o carcinoma espino-celular (22,8%), e costuma se originar de cicatrizes antigas de queimaduras e queratose solar. São pequenas lesões acastanhadas, ásperas e rugosas cobertas por escamas, que surgem na meia idade em decorrência de anos de exposição abusiva ao sol. Pesquisas mais recentes têm revelado que, enquanto o carcinoma baso-celular e o espino-celular se relacionam à exposição crônica aos raios solares, o melanoma está mais associado aos chamados "golpes de sol", como por exemplo ficar um fim de semana inteiro deitado na praia, sem o menor cuidado, na esperança de adquirir, de uma hora para outra, o bronzeado dos seus sonhos.

Sinais perigosos em lesões pigmentadas da pele*

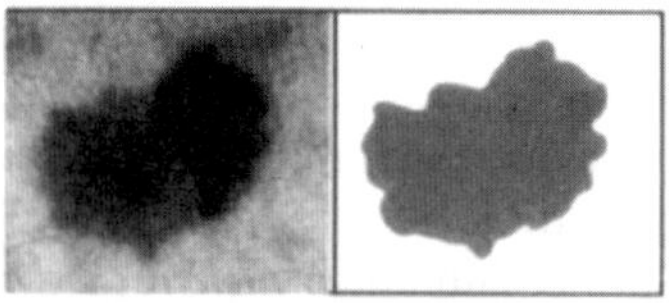

(A) Assimetria: uma metade não se parece com a outra metade.

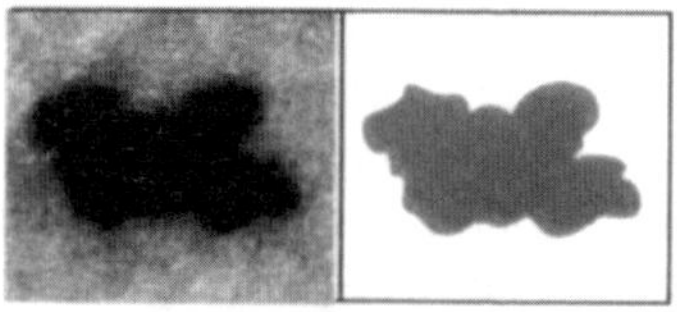

(B) Borda irregular: borda recortada ou com fraca definição.

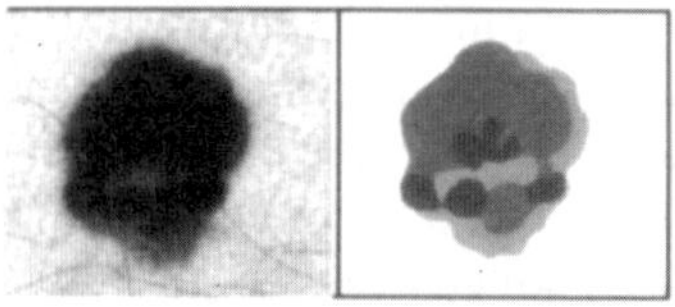

(C) Cor variada de uma área para outra; sombras de marrom, preto, e às vezes branco, vermelho ou azul.

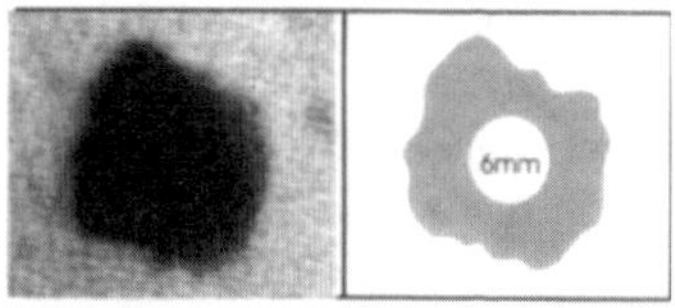

(D) Diâmetro mais largo de 6mm como regra (diâmetro de um lápis).

* Lembre-se desses ABCD's, podem ser sinais de um melanoma malígno.

AS CICATRIZES

O avanço das técnicas e dos estudos na área de cirurgia plástica estão possibilitando, a cada dia, cicatrizes mais discretas ou mesmo imperceptíveis. Relacionamos a seguir, os diversos períodos pelos quais as cicatrizes passam:

Período imediato (até o 3º dia da data da cirurgia): a cicatriz apresenta um aspecto excelente e pouco visível. Alguns pacientes podem apresentar uma discreta reação aos pontos e/ou ao curativo.

Período mediato (do 3º dia até o 12º mês): a cicatriz apresenta um espessamento natural, bem como uma mudança na tonalidade, passando do "vermelho" para o "marrom" que vai, aos poucos, clareando. Este período, o menos favorável da evolução cicatricial, é o que mais preocupa os pacientes. Como não podemos apressar o processo natural de cicatrização, boa dose de paciência e controle da ansiedade são necessários, pois, o período posterior se encarregará de diminuir os vestígios cicatriciais.

Período tardio (do 12º mês ao 18º mês): cicatriz começa a ficar mais clara e menos consistente atingindo assim o seu aspecto definitivo. Qualquer avaliação do resultado definitivo das cicatrizes nas cirurgias das mamas deverá ser feita após este período. Certos pacientes tendem à cicatrização hipertrófica ou ao quelóide. Esta tendência, entretanto, poderá ser prevista, até certo ponto, durante a consulta inicial, quando são feitas perguntas sobre a vida clínica do paciente, bem como características familiares, que muito ajudam no prognóstico das cicatrizes. Pessoas de pele clara não tendem a sofrer esta complicação cicatricial hipertrófica.

Estas intercorrências entretanto não representam mais um obstáculo para quem deseja operar e teme o resultado definitivo das cicatrizes. Existem vários recursos clínicos e cirúrgicos que nos permitem melhorar cicatrizes inestéticas, no período adequado. Porém, não se deve confundir o período mediato da cicatrização normal como sendo uma complicação cicatricial.

O mito

Quem tem quelóide, mal formação assemelhada ao tumor, não pode fazer cirurgia plástica estética.

A verdade

Sabendo-se do problema antes do procedimento cirúrgico, pode-se tratar com betaterapia logo após a cirurgia eliminando-se o problema.

CIRURGIA PLÁSTICA DO NARIZ

A rinoplastia estética busca o equilíbrio estético entre o nariz e a face, preservando sua naturalidade. Cada caso é estudado minuciosamente, a fim de que se possa dar ao nariz, dentro das limitações da face, a fòrma por você desejada (Figura 1 — antes).

Uma das vantagens dessa cirurgia é que não deixa cicatrizes aparente: é realizada por uma incisão dentro do nariz (Figura 2). Só deve ser feita após os 14 anos, quando se completa a constituição cartilaginosa do nariz. A cirurgia pode ser realizada com combinações de enxertos, raspagens e/ou fraturas de acordo com a necessidade de cada paciente (Figuras 3, 4 e 5). O planejamento deve ser sempre feito de comum acordo entre médico e paciente. Hoje, até já é possível afinar um nariz procedendo-se ao fechamento das asas (Figura 2).

Em 90% dos casos de rinoplastia, com o aperfeiçoamento das técnicas cirúrgicas, não é mais necessário hoje o uso de tampão e gesso. A cirurgia é realizada geralmente com anestesia local e sedação leve, durando uma média de 90 minutos, permitindo a alta no mesmo dia.

Como curativo, é usada apenas uma esparadrapagem com micropore que é retirada por volta do décimo quarto dia (Figura 6). Depois de retirada, não temos ainda o resultado final, mas já é possível notar as modificações (Figuras 7 e 8). A exposição solar só é permitida depois de noventa dias.

Não se deve esquecer que até que se atinja o resultado almejado, você deverá conviver com uma série de intercorrências que cederão com o tempo. Por exemplo, edemas, manchas roxas, inchaço nos olhos, sensação de nariz entupido.

Nenhum resultado da cirurgia deverá ser avaliado antes do sexto mês de pós-operatório.

O mito

A cirurgia plástica do nariz exige tampão e gesso.

A verdade

O tampão e gesso, hoje em dia, com o avanço das técnicas só são usados em raríssimos casos.

O mito

A plástica no nariz pode causar problemas na respiração.

A verdade

Durante o período de noventa dias de pós-operatório o paciente pode conviver com a sensação de nariz entupido e de não estar respirando direito, mas com o tempo esta sensação desaparece; não é um problema definitivo.

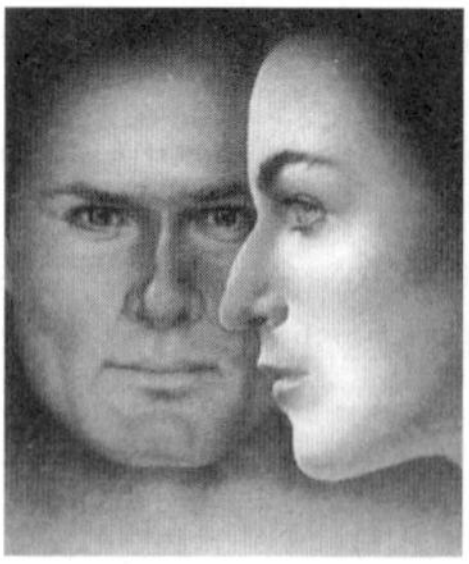

(1)

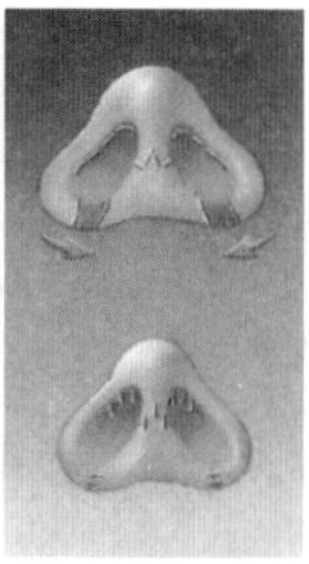

(2)

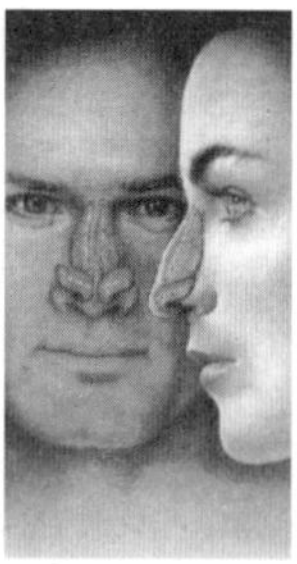

(3)

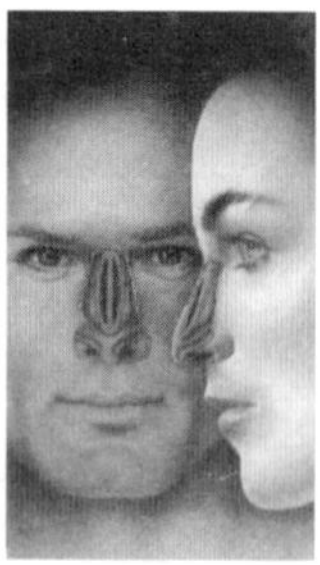

(4)

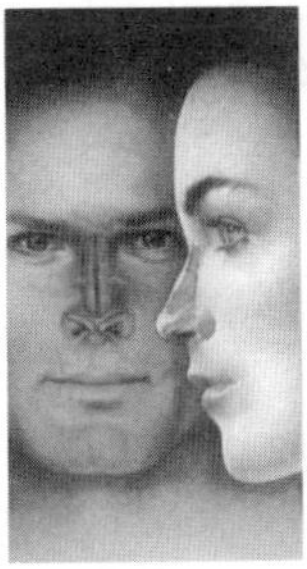
(5)

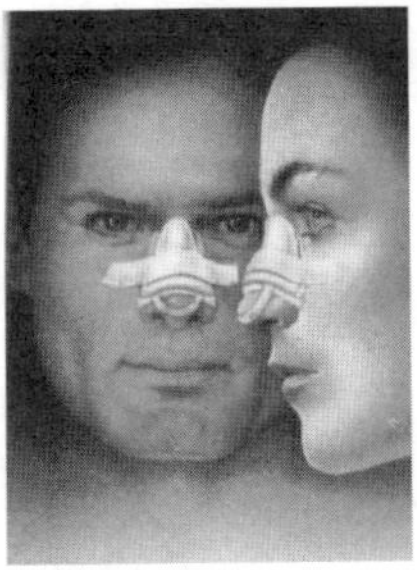
(6)

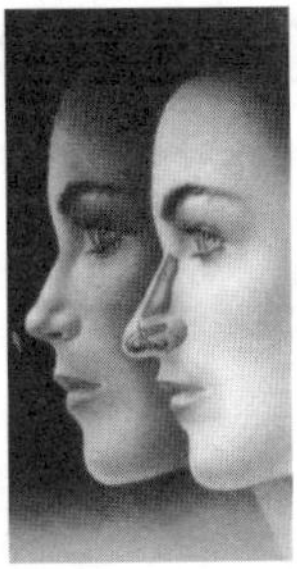
(7)

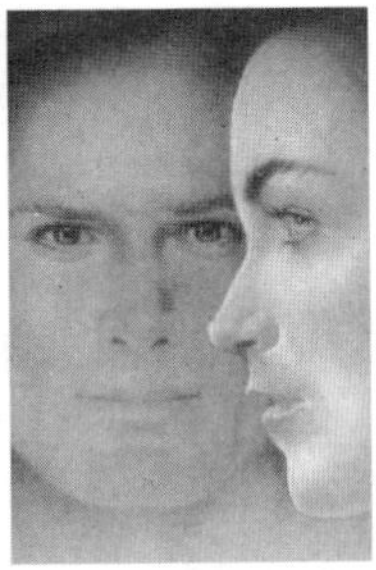
(8)

CIRURGIA PLÁSTICA DO QUEIXO

O queixo constitui-se num dos principais pontos de referência no estudo estético da face. Um queixo bem posicionado é fundamental para harmonia do rosto. Deve estar em equilíbrio com a boca, o nariz e a fronte. A cirurgia plástica oferece soluções para casos de queixos retraídos ou avançados, visando proporcionar um perfil mais estético.

O tipo mais comum de cirurgia estética do queixo, a mentoplastia, é a correção do queixo retraído (para trás) por meio da colocação de uma prótese de silicone, entre o osso e os músculos do queixo.

A cicatriz pode ser interna (dentro da boca), ou de uma pequena incisão na parte inferior do queixo. A anestesia geralmente é local, com ou sem sedação, dependendo do caso. Geralmente, o pós-operatório é indolor, requerendo apenas cuidados especiais quanto à higienização principalmente quando a incisão for dentro da boca. Nesse período é recomendável a alimentação à base de sopas, sucos, vitaminas, purês etc., ou seja, alimentação líquida e pastosa, pois a alimentação sólida exige mastigação intensa o que pode dificultar a fixação da prótese. A cirurgia dura em média sessenta minutos. Costuma fazer-se curativos com a finalidade de manter a prótese fixada no lugar, que serão retirados no prazo de 15 dias.

Não deverão ocorrer mudanças bruscas na fisionomia do paciente, apenas um melhor equilíbrio do rosto, mantendo suas características pessoais.

Para escolher o tamanho da prótese que vai ser introduzida, é necessário um estudo em que os possíveis resultados entrem em consenso com a expectativa do paciente e com a proporção que há de se manter com o rosto para que se obtenha uma fisionomia equilibrada.

O silicone em sua forma sólida vem sendo empregado com sucesso na cirurgia plástica há mais de 25 anos. Trata-se de uma substância inofensiva ao organismo, sem ação cancerígena. Os raros casos de rejeição à peça, na literatura médica, são provocados por traumatismos, hemorragias ou infecções ocorridas no pós-operatório. Daí a insistência com a higienização local.

As cirurgias de próteses de malar (maçãs do rosto) funcionam da mesma maneira que as do queixo e os cuidados pós-operatórios, curativos, tempo de cirurgia e recuperação são iguais. A única mudança é o formato das próteses lembrando que nas maçãs do rosto é necessário um par delas.

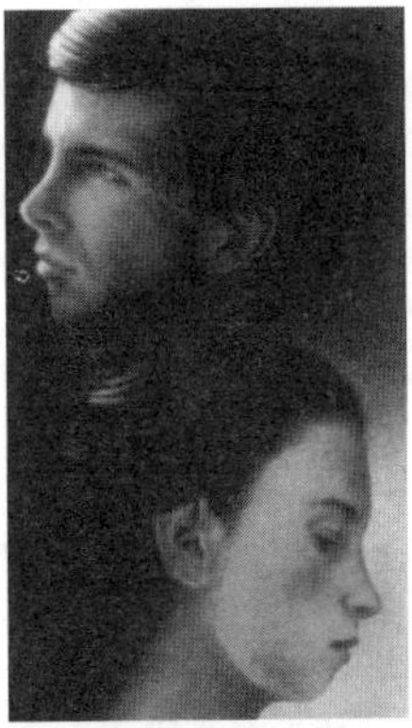

Antes

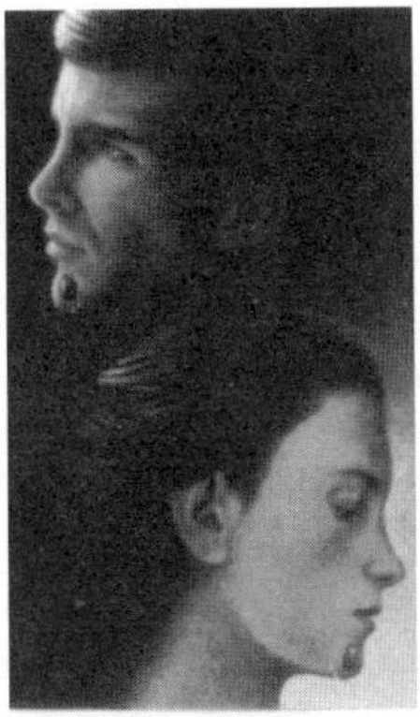

Mento

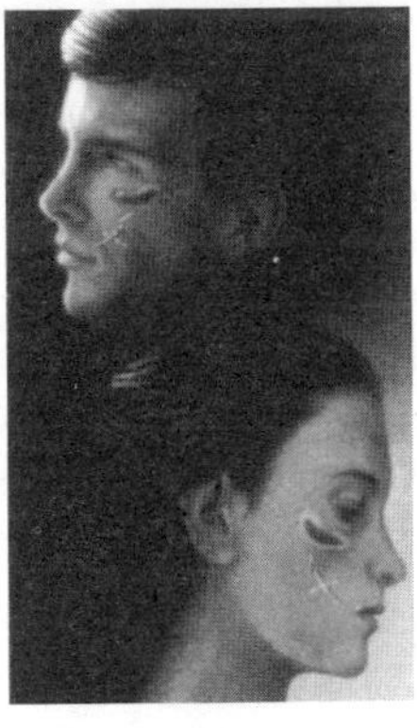

Malar

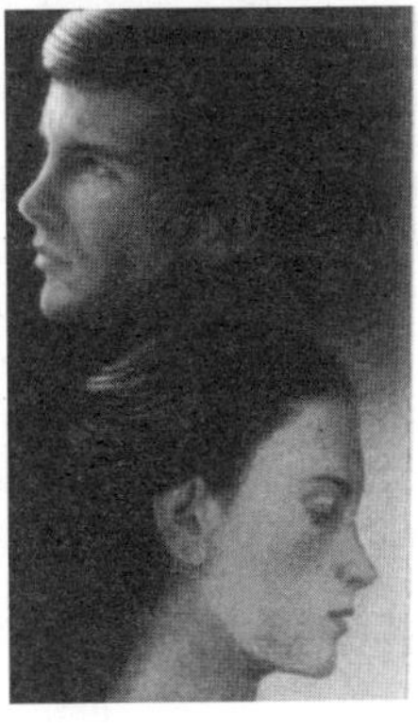

Depois

CIRURGIA PLÁSTICA DAS PÁLPEBRAS

Essa cirurgia, a blefaroplastia, corrige os excessos de pele, a presença de bolsas (gordura que deixa os olhos inchados) e flacidez muscular da região das pálpebraS (Figuras 1, 2 e 3). Mais recentemente, enxertos adiposos (bolsas de gorduras retiradas) também têm sido utilizados nesta cirurgia para suavizar os olhos encovados. Procura-se, a um só tempo, embelezar e rejuvenescer o semblante do paciente e manter a integridade funcional de suas pálpebras. Estas são estruturas anatômicas especializadas na proteção do globo ocular, contra a excessiva iluminação e agressão por objetos variados. A lágrima é uma proteção decisiva para a córnea, e as pálpebras disso se encarregam, com o piscar de olhos. As cicatrizes tendem a ficar disfarçadas nos sulcos dos olhos (Figura 4); elas passam por um período de maturação de três meses. Passado esse período, devem clarear a ponto de ficarem praticamente imperceptíveis.

A cirurgia é feita com anestesia local, geralmente com pós-operatório indolor, sendo qualquer incômodo facilmente controlado com analgésico comum. O tempo de cirurgia dura, em média, noventa minutos. Após o sétimo dia, é permitido o uso de maquiagem. Deve-se evitar exposição solar por trinta dias e aconselha-se fazer uso de óculos escuros. O inchaço natural começa a diminuir a partir do quarto dia, mas somente no terceiro mês o resultado final pode ser constatado (Figura 5).

Complicações

1) A esclera aparente, situação anatômica na qual a área de esclera situada entre a margem da íris e a borda palpebral inferior (branco do olho), apresenta-se anormalmente visível.

2) Podem surgir complicações após a blefaroplastia: transitórias como conseqüência do edema, das equimoses e hematomas (que com o desaparecimento destes volta-se ao normal), ou, permanente como conseqüência de uma retirada exagerada da pele palpebral inferior.

3) O "ectrópio" é uma esclera aparente exagerada, em que existe um pouco mais de força de tração sobre a borda palpebral fazendo com que ela everta.

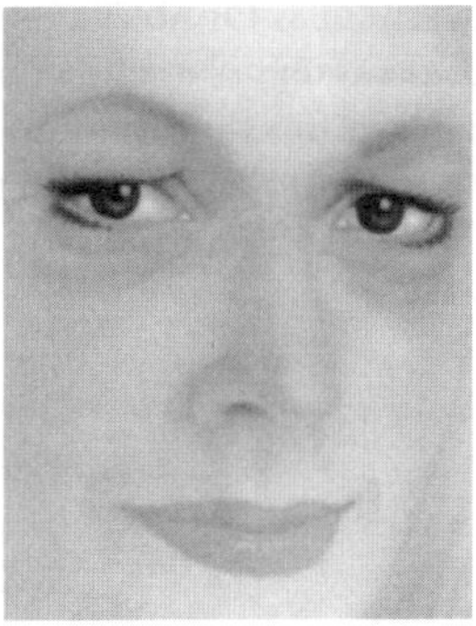

Antes (1)

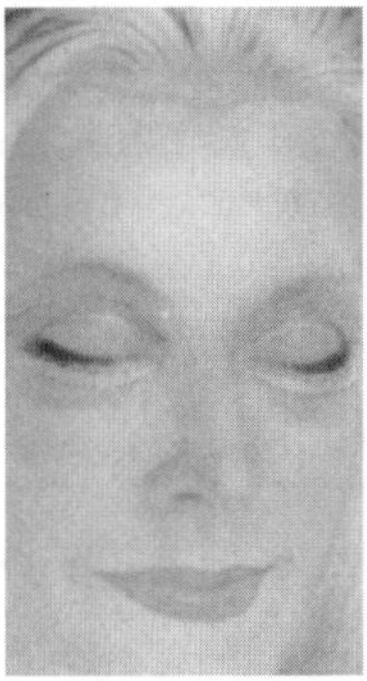

Incisões (2)

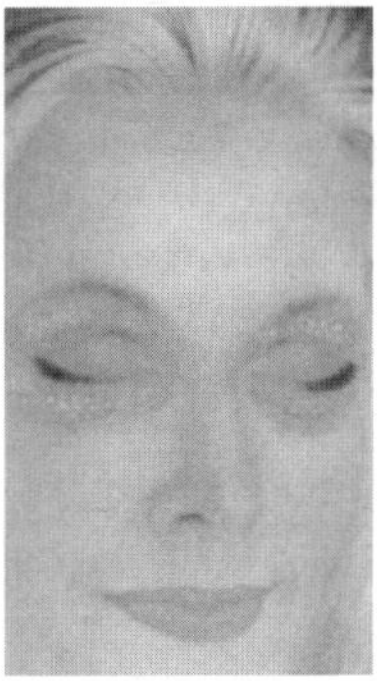

Bolsas (3)

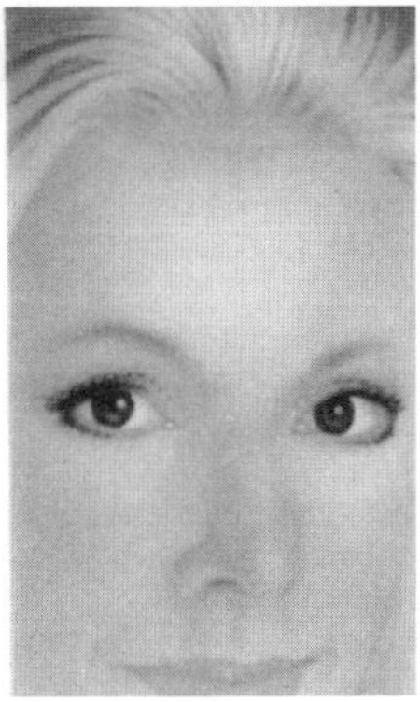

(4)

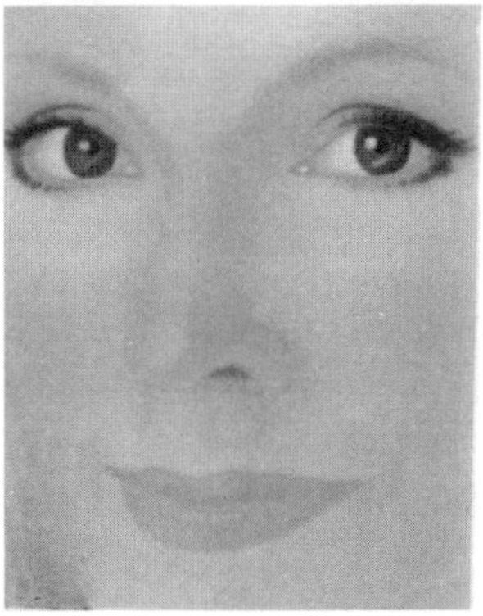

Depois (5)

Ocidentalização (criar o sulco palpebral superior)

Pode-se criar um sulco: ocidentalização do olho oriental. Em numerosos casos, o olho oriental tem uma superfície quase plana ou totalmente plana na pálpebra superior devido à ausência do sulco.

É uma cirurgia plástica nas pálpebras que dá a falsa impressão de aumento no tamanho dos olhos e que faz a "dobrinha" aparecer. É muito procurada por orientais, porque desejam um olhar mais expressivo.

A cirurgia demora entre 45 minutos e uma hora. Por meio de uma incisão feita na pálpebra superior, o cirurgião retira as bolsas de gordura e uma pequena faixa muscular. Depois é feita a sutura, primeiro a muscular (a que vai produzir o sulco), depois a da pele da pálpebra superior. O paciente volta para casa no mesmo dia.

Os cuidados pós-operatórios são medicamentos (antibióticos e antiinflamatórios) por sete dias, compressas de água gelada, dormir de cabeça elevada e com os olhos enfaixados a fim de diminuir o edema e acelerar a recuperação. Os pontos são tirados de dois a cinco dias e em uma semana o paciente volta a ter a vida normal.

INCLUSÃO DE PRÓTESES

Nas mamas

A mamoplastia de aumento (inclusão de prótese) tem por objetivo aumentar seios pequenos ou seios que sofreram diminuição ou atrofia após a gravidez. É feita também para corrigir mamas assimétricas, levantar as mamas desde que não estejam muito flácidas, e é bastante usada para reconstruir seios que sofreram mastectomia (retirada da mama) como conseqüência de tumores.

Esse tipo de cirurgia consiste na introdução de uma prótese de silicone, ou um par delas, geralmente bem tolerada pelo organismo. As próteses disponíveis no mercado existem em vários tamanhos e formatos sendo usadas de acordo com a indicação e expectativa do paciente.

Como pré-operatório é recomendado parar de fumar e de usar aspirina ou medicamentos que contenham ácido acetil salicílico, pois afetam o tempo de sangria e de coagulação. Recomenda-se também a interrupção de ingestão de remédios para emagrecer sempre dez dias antes da cirurgia.

Qualquer alteração no estado físico, como gripe ou indisposições devem ser comunicadas ao médico. É recomendado evitar bebidas alcoólicas dez dias antes, alimentar-se levemente na véspera e jejum absoluto a partir da meia-noite do dia da cirurgia.

Quanto ao procedimento, na maioria dos casos de mastoplastia de aumento, é adotada anestesia peridural ou local, associada à sedação. A incisão geralmente é feita no sulco abaixo da mama (entre o seio e o tórax), mas também pode ser ao redor da aréola ou na axila, ficando portanto, completamente escondida. Em seguida, o tecido é levantado, formando um bolsão. A prótese é colocada nesse bolsão e, após a sutura, procede-se ao curativo com adesivos especiais. Coloca-se um sutiã especial que deverá ser usado no mínimo por sessenta dias, quando poderá ser substituído por sutiã meia-taça. O tempo de cirurgia dura em média uma hora, para mastoplastia de aumento bilateral. O paciente recebe alta no mesmo dia.

No pós-operatório é pouco comum haver dor para recuperação desta cirurgia, porém, se houver, é perfeitamente normal e pode ser controlada com um analgésico qualquer. Nesse período inicial (mais ou menos 3 semanas), é recomendável evitar a superatividade, bem como levantar ou abrir os braços e dormir de bruços. Inchaço e manchas são comuns, mas desaparecem com o tempo. Pode ocorrer ainda, a perda de sensibilidade temporária.

Em caso de gravidez posterior à colocação da prótese, a amamentação é perfeitamente possível, já que a prótese é colocada abaixo do tecido mamário, não prejudicando a fisiologia das mamas. Esse é um dos pontos mais importantes para mulheres que ainda pretendem ter filhos e, muitas vezes, por desinformação, rejeitam a idéia da cirurgia por medo de perderem a capacidade de amamentar, passando por complexo a vida inteira, por um motivo totalmente infundado.

É rara a ocorrência de complicações, como infecções ou hematomas, desde que o paciente faça uso da medicação recomendada e siga corretamente as instruções dadas pelo médico. Entretanto, em alguns casos, pode haver um encapsulamento (retração da cápsula fibrosa que envolve a prótese), em conseqüência de cicatrização excessiva. Isto provoca um endurecimento dos seios, o que resulta em desconforto para o paciente. Como medida preventiva, são recomendadas massagens durante o período de recuperação, orientadas pelo médico.

Se, ainda assim, a retração ocorrer, há procedimentos clínicos e, em último caso, cirúrgicos adequados para resolver esta situação e específicos para cada caso.

O mito

As próteses tem de ser trocadas a cada dez anos.

A verdade

Uma prótese só precisa ser trocada em caso de rejeição ou ruptura. Há vinte anos, quando as próteses eram feitas de modo diferente sugeria-se essa troca. Hoje, com o avanço da tecnologia, a qualidade das próteses está muito aperfeiçoada não havendo mais necessidade de substituições.

Nos glúteos

A plástica de aumento e remodelagem das nádegas, também chamada de gluteoplastia de aumento é bastante procurada por pessoas de ascendência japonesa, alemã etc. que, pelo próprio biotipo racial, geralmente têm nádegas sem volume e pouco graciosas.

Para se dar um novo contorna à região, é colocada uma prótese de silicone, especialmente fabricada e modelada para esse fim. Não há casos conhecidos de rejeição e a prótese é praticamente imperceptível ao toque, o que proporciona um resultado bastante natural e satisfatório. As recomendações pré-operatórias são iguais às da mastoplastia de aumento.

Apesar de requerer repouso de dois a três dias, o paciente tem alta no mesmo dia. No segundo ou terceiro dia é retirado o dreno, que é usado para diminuir os edemas (inchaços) e não correr riscos de hematomas. Os pontos são retirados entre o sétimo e décimo-quarto dias. Durante quinze dias, o paciente deverá deitar de bruços ou no máximo de lado, após trinta dias as atividades normais podem ser gradualmente retomadas.

A cicatriz fica escondida no sulco entre as nádegas e tendem a desaparecer com o tempo, permitindo o uso de biquínis cavadíssimos e até fio dental. Durante os primeiros sessenta dias, poderá haver um desconforto ao sentar. Depois disso, a prótese se acomoda de tal forma ao organismo que nem o próprio paciente sente sua presença.

Nas pernas e panturrilhas

Esse tipo de cirurgia plástica visa corrigir as imperfeições estéticas das coxas e panturrilhas (batata da perna), mediante próteses especiais. A técnica é particularmente indicada para coxas e pernas finas, que podem ou não formar um vão entre as pernas, na parte interna, e para panturrilhas pequenas em relação ao resto da perna.

No caso das coxas, as incisões são feitas na base das nádegas e para panturrilha, as incisões são feitas na parte superior dos joelhos.

Estas cirurgias requerem repouso durante uma semana, todavia, o paciente tem alta no mesmo dia. Os pontos são retirados no período de sete a quatorze dias. Recomenda-se o uso de meia calça elástica de média compressão nos 60 dias após a cirurgia e caminhar de salto alto o máximo possível. Os pés devem repousar em posição elevada algumas vezes ao dia, durante os primeiros quinze dias, com o fim de diminuir o inchaço. A presença da prótese é praticamente imperceptível e o resultado bastante natural.

O mito

*Passando-se a mão na perna,
pode-se sentir a prótese.*

A verdade

As próteses de silicone são maleáveis e anatômicas, logo, passados os noventa dias de pós-operatório já não se sente a presença das próteses.

CIRURGIA DE REDUÇÃO DAS MAMAS

A mastoplastia redutora é uma das mais comuns na cirurgia plástica estética, pois as mamas muito grandes e pesadas, além de comprometer a aparência geral, habitualmente provocam desconforto e até problemas físicos, que vão desde dores nos ombros, pescoço e costas chegando até a provocar desvios de coluna.

O resultado conseguido com esse tipo de cirurgia é extremamente positivo do ponto de vista psicológico, já que as mamas desempenham um papel importante na sexualidade feminina, porque são os únicos órgãos sexuais externos da mulher.

Além do tamanho, a mastoplastia redutora também corrige a forma e a flacidez das mamas, dando-lhe nova consistência e forma, diminuindo a flacidez e reduzindo a quantidade de estrias. O tamanho da nova mama será determinado levando-se em conta as expectativas da paciente e suas limitações fisiológicas. A cirurgia procura equilibrar o volume da mama e o tamanho do tórax para chegar a um resultado esteticamente harmônico sem que haja prejuízos de vascularização e sensibilidade das mamas.

Como pré-operatório é recomendada a suspensão de medicamentos, principalmente os que contiverem ácido acetil salicílico, pois alteram o tempo de sangria e o tempo de coagulação, a interrupção do fumo e abstinência para bebidas alcoólicas dez dias antes da cirurgia. Pede-se que a paciente comunique ao médico qualquer alteração em seu estado físico (gripes, resfriados, menstruação etc.), para que providências sejam tomadas a tempo, se necessário. Na véspera deve-se manter em jejum absoluto desde a meia-noite.

A tendência atual, com o aperfeiçoamento das técnicas, é a de deixar cicatrizes cada vez menores, o que, naturalmente vai depender do tamanho das mamas. Na maioria dos casos, as incisões são as do T invertido. É feita também uma incisão ao redor da aréola, com o objetivo de reposicionar o mamilo e eventualmente reduzir seu tamanho se esta for a vontade da paciente.

Através das incisões são retirados os excessos de pele, tecido glandular e gordura. Em seguida, as mamas são remodeladas e os mamilos posicionados corretamente e diminuídos.

A anestesia usada é a peridural ou local, associada à sedação. A cirurgia dura três horas, em média. O resultado definitivo aparecerá entre o sexto e o décimo oitavo meses. Se ocorrer preocupação e ansiedade em atingir o resultado antes do tempo previsto, não faça disso motivo de sofrimento, é apenas uma fase.

Após a cirurgia a paciente terá alta no mesmo dia podendo retornar para casa. Procede-se a curativos de esparadrapo sobre os pontos, que ajudarão a modelar a nova mama e o uso de sutiã especial que é colocado logo após a cirurgia e deverá ser usado entre sessenta e noventa dias sem descanso.

Exemplo (1)

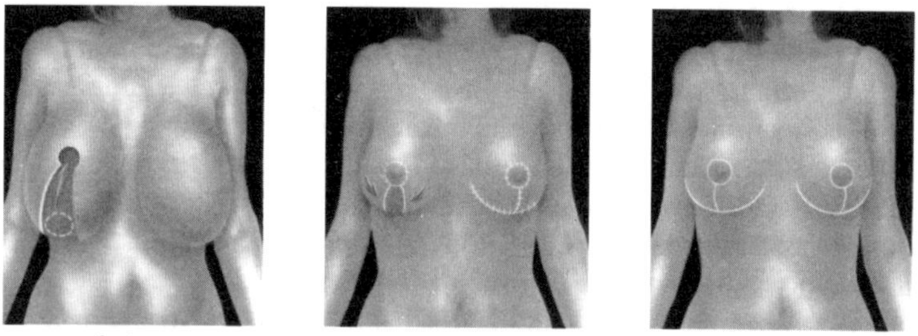

Antes Incisões Depois

Exemplo (2)

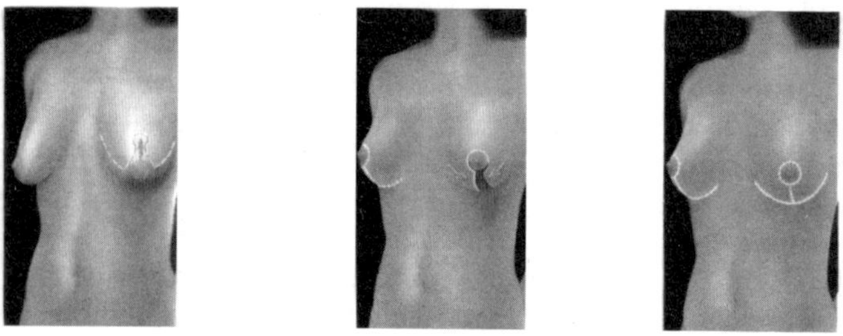

CIRURGIA ESTÉTICA DO ABDOME

A finalidade da abdomenoplastia é de melhorar o aspecto do abdome e devolver ao paciente seu contorno corporal, flácido por distensões causadas pela obesidade ou pela gravidez. O resultado é obtido por meio da dermolipectomia abdominal, ou seja, da remoção do excesso de pele e tecido gorduroso da parte inferior do abdome.

Além de dar tonicidade à pele que foi esticada, esse tipo de cirurgia reforça os músculos da região e provoca um achatamento do abdome inferior.

O paciente deve ter pleno conhecimento que este tipo de cirurgia não é tratamento para obesidade, mas, como retira determinada quantidade de pele e gordura, pode haver uma redução de peso, que varia de acordo com o volume do abdome de cada paciente. O objetivo da cirurgia não é o de alcançar a perfeição, mas diminuir o problema. Quanto menor for a quantidade de pele em excesso a ser retirada, tanto mais satisfatórios serão os resultados finais.

Os quilos que o paciente pode vir a perder não são os que vão definir os resultados, mas sim as novas formas que o paciente ganhará. No pré-operatório, os dez dias que antecedem a cirurgia, o paciente não deve tomar medicamentos à base de ácido acetil salicílico que prejudica o sangramento, nem remédios para emagrecer que alteram o efeito dos sedativos e nem diuréticos que podem diminuir a pressão. O paciente deve comunicar ao médico qualquer alteração em seu estado físico, neste período, como gripes e resfriados.

O paciente deve seguir cuidadosamente as recomendações que antecedem a cirurgia, como por exemplo o uso de sabonete anti-séptico, raspar os pêlos pubianos e o jejum absoluto a partir da véspera da cirurgia. Também é aconselhável a não ingestão de bebidas alcoólicas e a redução do fumo sete dias antes da operação.

O tipo de anestesia mais usado é a peridural acompanhada de sedação. É feita uma incisão horizontal logo acima dos pêlos pubianos, de onde parte um corte em elipse, cuja largura maior vai até o umbigo, o qual será transplantado, e, se necessário, remodelado. O tecido flácido que cobre o músculo abdominal é puxado em direção ao centro e suturado, procedimento que reforça a musculatura e dá firmeza à parede abdominal afinando a cintura.

O excesso de pele é então retirado, o umbigo é reinstalado no seu lugar original e em seguida é feita a sutura e curativos.

O pós-operatório da cirurgia é, em geral, indolor, e o tempo médio de internação é de 24 horas. O paciente deve levantar da cama já no dia seguinte da cirurgia, sempre alternando períodos em posição sentado e deitado.

É recomendável andar com o tronco ligeiramente curvado para frente e a passos curtos, durante os primeiros 21 dias evitando subidas de escadas longas. Deve-se usar uma cinta durante noventa dias. Ao fim do primeiro mês é retirado definitivamente o curativo de micropore. São aplicados, então, cremes indicados pelo médico no local da cicatriz. O inchaço natural e uma possível falta de sensibilidade são comuns e desaparecem em no máximo seis meses. O resultado definitivo só poderá ser observado após 12 a 18 meses da cirurgia.

O mesmo processo cirúrgico é usado para fazer a cirurgia estética da flacidez da face interna das coxas.

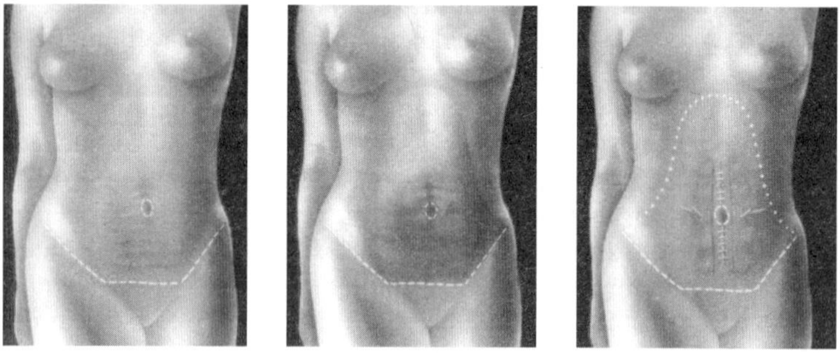

Antes

Pontilhado = incisões
Sombreado = descolamento

Tratamento músculo abdominal

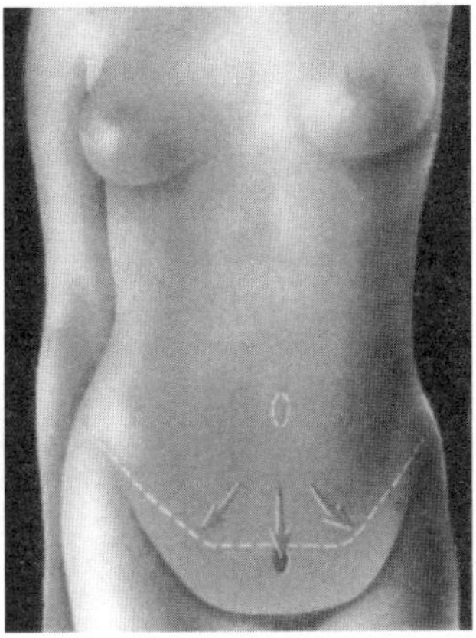

Tratamento pele flácida

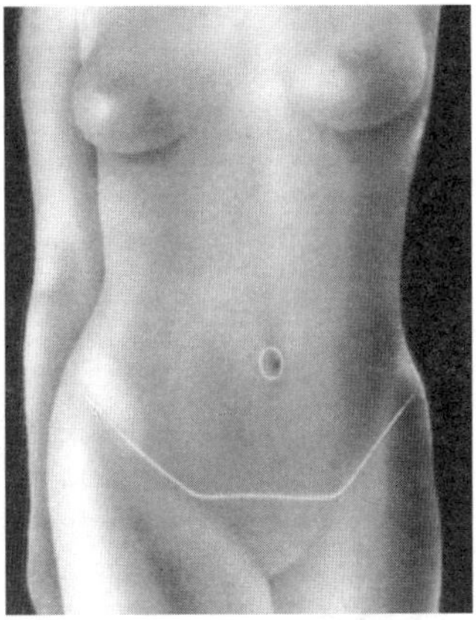

Depois

LIPOASPIRAÇÃO

Na década de 1980, na França, foi divulgado o conceito da lipoaspiração, segundo o qual longas e finas cânulas retiram o excesso de gordura através de um sistema de aspiração à vácuo. Este conceito inovador, realizado através de incisões mínimas, possibilitou a inúmeras pacientes modelar o corpo de acordo com os padrões vigentes nos dias atuais, que ressaltam o belo e as linhas delicadas, e não mais, as formas avantajadas de antigamente.

A lipoaspiração, sendo um procedimento de rápida recuperação, sem muitas limitações pós-operatórias, e de fácil realização técnica, ganhou o mundo e hoje encontra-se em todas as partes do planeta. Depois de muitos casos operados, e com a experiência acumulada por muitos cirurgiões, chegou-se a uma padronização da técnica, na qual se recomenda que a lipoaspiração seja realizada para tratamento de gordura localizada, não se retira mais de 2 litros em cada procedimento e a paciente deve realizar todos os exames pré-operatórios necessários.

No Brasil, terra do sol e das praias, a lipoaspiração encontrou grande aceitação, e hoje é uma das cirurgias estéticas mais realizadas nas clínicas de cirurgia plástica.

A indicação da lipoaspiração é a primeira e uma das mais importantes etapas para se obter bons resultados. A preferência é de se operar pacientes não muito idosos, que não tenham muita flacidez de pele e com gordura localizada. Determinados casos de celulite com grande quantidade de gordura podem ser tratados com lipoaspiração superficial com resultados estéticos muito bons. Uma ressalva: a lipoaspiração não é a solução para celulite, nos casos como o citado acima existe uma grande melhora, mas, isso não significa a solução do problema.

Uma correta investigação clínica, conhecimento sobre cirurgias anteriores, reações adversas a drogas ou medicamentos, acompanhados de exames laboratoriais, são imprescindíveis para se obter um perfil da saúde do paciente a ser operado. Orientações dos procedimentos pré-operatórios como: diminuir o fumo, parar de beber, fazer caminhadas e a necessidade de jejum na véspera da cirurgia, são passos muito importantes para o bom andamento e bom resultado da operação. Em suma, tudo deve ser investigado para que a cirurgia transcorra sem intercorrências.

A lipoaspiração pode ser realizada com aparelho de lipoaspiração, com seringa e com ultrassom. É feita com anestesia local ou peridural, dependendo da extensão da área a ser aspirada, geralmente acompanhada de sedação. Nos dois casos o paciente tem alta no mesmo dia e a duração é em média de uma hora.

O resultado logo após a cirurgia é relativo, já que o ato cirúrgico provoca edemas (inchaço) e pelo fato de ainda permanecerem células gordurosas que são rompidas com o procedimento, e que serão absorvidas pelo organismo e eliminadas durante o período pós-operatório. É importante o uso de cinta ou faixa compressiva nos primeiros 3 meses, sem descanso, pois a compressão facilita a acomodação da pele e ajuda a diminuir os edemas acelerando e melhorando a qualidade dos resultados.

Manchas escuras aparecem nas áreas operadas, em maior ou menor intensidade dependendo do paciente, mas elas desaparecem até a terceira semana. Deve-se evitar ao máximo a exposição solar nas áreas operadas até o terceiro mês. Após esse período, a exposição deverá ser gradativa, com uso de protetor solar indicado pelo médico.

Exercícios físicos leves devem ser iniciados a partir do oitavo dia da cirurgia, sempre com orientação médica. Após a alta, o paciente não deve descuidar do corpo, tomando cuidado para não aumentar de peso.

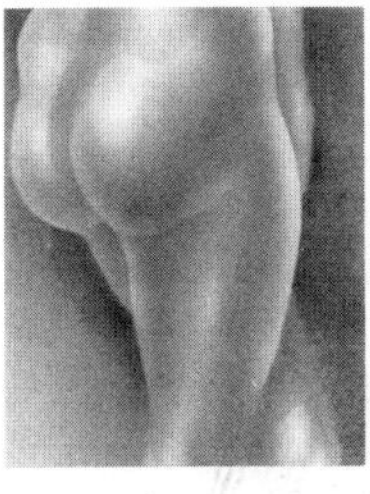

Antes

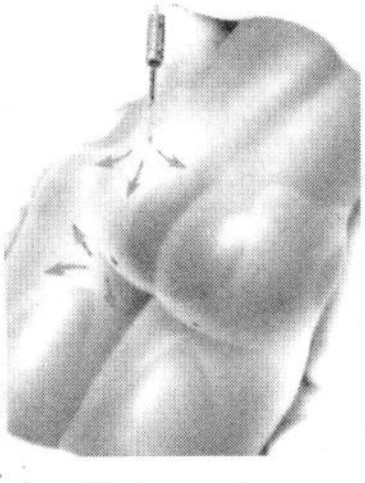

Tratamento

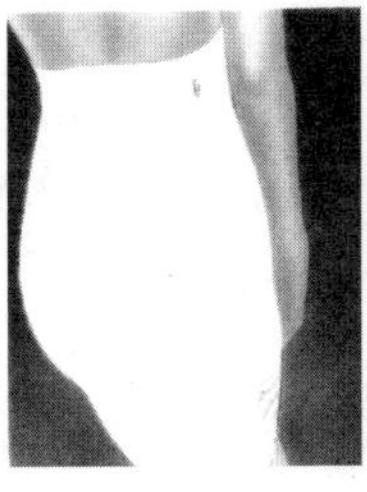

Cinta

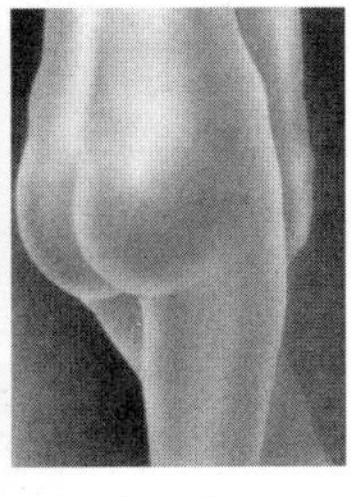

Depois

LIPOESCULTURA

A gordura extraída pela lipoaspiração pode ser aproveitada para melhorar o contorno de várias regiões do corpo. Sulcos e depressões do rosto, modelagem das maçãs, queixo e lábios, engrossar pernas, preencher o vazio entre as coxas, aumentar e/ou levantar nádegas e seios, são algumas soluções possíveis com transferência de gorduras. Com a considerável vantagem de que, por fazerem parte do mesmo organismo, jamais causam rejeição.

Além da vantagem de ser menos onerosa e da ausência de risco de rejeição, a lipoinjeção não necessita de imobilização, tem recuperação bem mais rápida do que um procedimento complexo cirúrgico para essas correções. A única desvantagem é que parte da gordura transferida é absorvida com o tempo.

A lipoaspiração e a lipoescultura dão excelentes resultados quando bem indicadas, e quando existe colaboração por parte do paciente.

O mito

A lipoescultura é um tratamento milagroso para a celulite.

A verdade

A endermologia ou escultura lipônica é a terapêutica moderna e avançada que, aliada à lipoaspiração, combate e previne a celulite e a gordura localizada. O aparelho que promove esse tratamento faz uma massagem profunda de "apalpa e rola" sobre a pele. É um tratamento não-invasivo (sem picadas ou cortes) e sem contra-indicações. É um tratamento bastante eficaz, sem tampouco configurar um tratamento milagroso.

A massagem é feita por duas roldanas massageantes e por um dispositivo à vácuo, que corrige as irregularidades da pele e promove estímulo à drenagem linfática. A ação do aparelho compreende quatro fases:

1) a hipervascularização sangüínea — prepara a pele;
2) a desfibrosagem e alisamento do tecido conjuntivo — melhora a elasticidade da pele (aspecto de casca de laranja);
3) a eliminação das toxinas — melhora a oxigenação local;
4) a tonificação — melhora a flacidez.

Na prática, o aparelho amassa os grumos de gordura localizada, leva sangue e oxigênio para a pele, revitalizando-a.

Esse novo aliado pode ser visto como um eficiente amigo da lipoaspiração, conferindo melhor qualidade ao resultado final da cirurgia. Tanto pode ser usado antes, a fim de deixar mais flácido o tecido fibrótico das regiões a serem lipoaspiradas, como depois da cirurgia como complemento. E, mesmo quem já se submeteu a uma "lipo" há algum tempo pode se beneficiar com o tratamento, diminuindo ou eliminando irregularidades.

O mito

Qualquer médico, independentemente da especialidade, pode realizar um procedimento de lipoaspiração.

A verdade

Dada a facilidade técnica de sua realização (não confundir com bons resultados), vem ocorrendo uma banalização do seu procedimento, sendo levada a efeito por ampla gama de médicos, muitas vezes sem qualificação adequada para realizar tal procedimento.

Atualmente, a lipoaspiração é realizada por dermatologistas, endocrinologistas, cirurgiões vasculares, ginecologistas, médicos estéticos e outros. No Brasil, não é uma exigência a especialização médica apropriada para realizar procedimentos de outras áreas. Qualquer profissional pode efetivar qualquer procedimento, desde que sinta-se habilitado para tanto, e não divulgue especialidade para a qual não tem certificado. Isto não quer dizer que as complicações só ocorram com quem não executa bem tal procedimento, ou quem não está habilitado, mas é nas mãos de especialistas bem formados que as chances de se obter melhores resultados e evitar complicações são maiores.

Os melhores resultados

Se houvesse alguma técnica não-invasiva que oferecesse os resultados estéticos alcançados pela lipoaspiração, certamente ela já estaria sendo utilizada em larga escala. Infelizmente, ainda não há nada que substitua a lipoaspiração e seus resultados. No Brasil, realizam-se aproximadamente trinta mil lipoaspirações por ano.

Na grande maioria dos casos, os resultados são plenamente satisfatórios. Os acidentes geralmente acontecem pelo mau uso da técnica, pelos excessos cometidos e pelo desconhecimento da fisiologia da lipoaspiração. Os problemas, em geral, podem ser evitados se o cirurgião tiver formação adequada, operar em locais bem estruturados, tiver boa equipe e experiência cirúrgica.

A lipoaspiração, apesar de ser um procedimento de fácil realização técnica, não tem espaço para aventureiros que visam apenas o retorno financeiro, descuidando-se dos princípios que norteiam a cirurgia estética, que de tão bela, seduz a todos. Evitar os problemas por meio do conhecimento médico e técnica apurada é a garantia que se tem para um bom resultado final.

A CIRURGIA CORRETIVA NA INFÂNCIA

Quando nasce o bebê, a primeira preocupação é saber se ele é perfeito. Se a criança apresenta alguma deformidade, a família muitas vezes se desespera.

A cirurgia plástica estética e reparadora pode corrigir quase todas as imperfeições. Por mais difícil que seja para os pais aceitarem que o filho tenha um defeito, há hoje em dia grandes esperanças de se conseguir, quando não uma cura total, pelo menos uma melhora considerável.

A cirurgia plástica infantil — aliada muitas vezes a tratamentos fisioterápicos — pode ser empregada em casos de deformidades de nascença (congênitas ou hereditárias) como também em deformidades adquiridas como queimaduras, acidentes graves, que podem lesar gravemente a criança.

Esses problemas quer sejam hereditários, congênitos ou adquiridos, precisam ser resolvidos e o primeiro passo é saber se a cirurgia constitui ou não o caminho mais indicado. Caso positivo, aparecem inúmeras dúvidas que preocupam os pais: de quando e como operar e se a operação é segura.

Não é indicado que se opere estes casos precocemente, a não ser em casos em que há risco de vida. É aconselhável que o primeiro passo seja uma orientação psicológica, de apoio aos pais, na fase inicial em que administrar as necessidades do bebê e a curiosidade alheia é muito difícil.

Enquanto se espera o desenvolvimento do paciente e a adaptação dos pais são observadas as condições particulares que podem impedir ou dificultar a operação, por exemplo, uma deficiência cardíaca ou respiratória.

O processo operatório tem inúmeras etapas e o seu encaminhamento bem como a determinação da época mais adequada, variam de caso para caso.

Lábio leporino

Das deformidades congênitas na face, as fissuras são as mais comuns, seja atingindo apenas o lábio (lábio leporino) ou estendendo-se até o palato (goela de lobo).

Na fissura lábio-palatina a criança é encaminhada antes da operação a um ortodentista que, por meio de aparelhos especiais consegue melhorar o alinhamento dos arcos maxilares facilitando a cirurgia e possibilitando melhores resultados.

Do ponto de vista da evolução da face, a operação é feita antes da criança começar a falar, uma vez que o véu do palato interfere na emissão da voz.

Anomalia nas mãos

Os principais defeitos que podem atingir as mãos são: gigantismo (crescimento exagerado dos segmentos), dedos colados ou tortos, parada no desenvolvimento, duplicação de dedos, mãos em espelho (duas mãos em lugar de uma) e bridas construtivas ou amputações genéticas (pequenos anéis que apertam os dedos, punhos e falanges impedindo a circulação).

Alguns desses defeitos podem ser reparados até na hora que a criança nasce. É o caso do "dedo extra", pendurado por uma pele que pode ser cortado em poucos minutos sem deixar marcas. Outros casos mais complicados exigem um estudo radiográfico, não sendo portanto possível fazer logo a operação.

Em cada um desses casos existe uma técnica operatória especializada capaz de transformar mãos defeituosas em mãos funcionais.

A época da cirurgia vai depender do estudo detalhado de cada caso para que a intervenção se faça sem prejuízo da função. Uma questão que normalmente preocupa os pais na hora da operação é se vai ficar ou não alguma cicatriz. Atualmente, existem técnicas especializadas que deixam marcas mínimas, quase imperceptíveis, mas as cicatrizes são inevitáveis. Também cada caso é um caso e o estudo individual é muito importante.

As deformidades adquiridas

Uma criança pequena está sempre correndo riscos e os acidentes acontecem em grande parte dentro de casa. Entre as lesões mais freqüentes, as queimaduras estão em primeiro lugar.

Todo cuidado é pouco, logo, evite deixar ao alcance das crianças objetos quebráveis ou inflamáveis. Mas, se tomadas todas as precauções, o acidente acontecer, em caso de queimaduras é preciso distinguir o grau do problema. Queimaduras de 1º e 2º graus não pedem cirurgia, porque não lesam a pele em profundidade, as seqüelas deixadas, que podem ser manchas e pequenas cicatrizes, podem ser tratadas em média após um ano da queimadura, com produtos clareadores no caso das manchas e *peelings* químicos esfoliativos e/ou a laser para as cicatrizes.

Os curativos das queimaduras de 1º e 2º graus necessitam dos cuidados de um cirurgião plástico quando é recomendado o debridamento (raspagem da pele) que elimina a camada superficial da pele dando oportunidade para que outra emerja perfeita, tentando evitar ao máximo manchas e cicatrizes.

No caso das queimaduras de 3º grau, a pele é prejudicada na sua camada mais profunda e a pele sempre fica com cicatrizes. O tratamento cirúrgico é processado por meio de enxertos aproveitando-se a pele de outro local (geralmente nádegas ou coxas) de modo a reconstituir o local da lesão.

Durante todo o processo que culmina com a cirurgia plástica a criança deve ficar sabendo o que está se passando com ela. Desse modo ela fica a par da situação e tende a se tranqüilizar, o que favorece sua própria recuperação. Dizer a verdade à criança é uma etapa fundamental e deve ser levada muito a sério.

É preciso levar em conta o relacionamento com as outras pessoas, para que não se recaia em dois erros. O primeiro é a rejeição: a criança se sente rejeitada porque porta um defeito. O segundo é a super proteção: a família tende a proteger demais a criança. Os dois aspectos são ruins e devem ser evitados. O ideal é orientar a criança para que ela, tendo consciência do seu problema, não precise de máscaras para equacioná-lo.

Em termos psicológicos a cirurgia plástica é sempre favorável e se a criança souber o que vai ser feito, vai se sentir melhor e vai ficar mais segura e confiante.

A CIRURGIA ESTÉTICA NA INFÂNCIA

Otoplastia estética:
a correção das orelhas em abano

A orelha em abano, que é uma imperfeição e não um defeito, já que não prejudica a função, é a correção cirúrgica mais comum realizada na infância. Muitas vezes é encontrada em vários membros da família e constitui uma identificação negativa, principalmente pelo fato de gerar caçoadas na infância, trazendo como conseqüência marcas profundas no comportamento da criança.

Desse modo, sugere-se como idade ideal para se fazer a cirurgia de correção do abano, entre os cinco e sete anos, período em que a orelha já está totalmente formada e quase igual ao tamanho de um adulto. Além do mais, trata-se de um período pré-escolar e é nesta fase que começam os problemas de ordem psicológica.

As cicatrizes dessa cirurgia são praticamente invisíveis, por se localizar atrás da orelha, no sulco formado entre ela e o crânio. A anestesia utilizada é a local, mesmo em crianças, associada a uma sedação leve. O tempo cirúrgico é de noventa minutos em média para correção bilateral e quarenta minutos para correção unilateral. O pós-operatório geralmente é indolor e um analgésico comum pode controlar qualquer incômodo. O curativo é feito com uma faixa para proteger as orelhas operadas e evitar qualquer traumatismo durante os primeiros sete dias.

Os pontos são retirados entre o sétimo e décimo quarto dias. Assim que se retira o curativo, já temos em torno de 70% do resultado almejado. Após noventa dias, o resultado já é definitivo. Ainda assim é recomendado o uso de uma faixa elástica específica que deverá ser colocada somente para dormir durante trinta dias após a retirada dos pontos.

Só se permite que outros defeitos, como a microtia (orelha com falta de partes ou pouco desenvolvidas), que podem estar associados a problemas auditivos, sejam corrigidos a partir dos seis anos quando a criança já pode passar pelo teste de audiometria que permite saber se os ouvidos médio e interno estão perfeitos. A cirurgia reconstrutora pode demorar mais do que a estética e exige mais de uma cirurgia dependendo do caso, visto que se trata de uma cirurgia reparadora também com propósitos estéticos.

O mito

Adultos não podem passar pela cirurgia otoplástica.

A verdade

A otoplastia estética pode ser realizada em qualquer idade desde que o paciente se sinta incomodado. Ocorre, por vezes, de o paciente quando criança, não ter sido operado por desinformação ou falta de recursos e torna-se um adulto complexado.

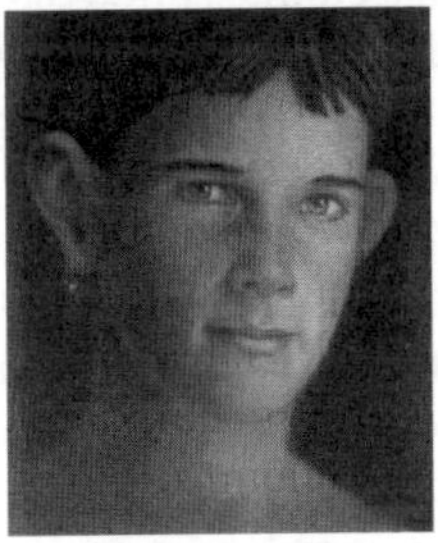

Antes

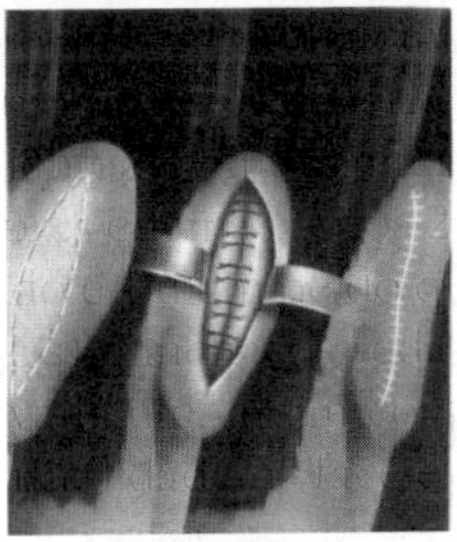

A técnica

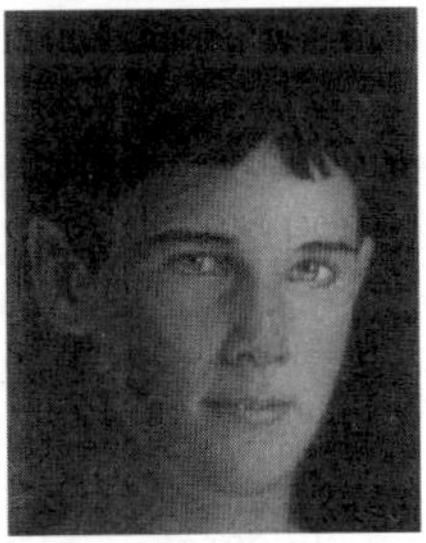

Depois

A CIRURGIA PLÁSTICA PARA OS HOMENS

O mito

Cirurgia plástica ainda é uma opção estética somente para as mulheres.

A verdade

Cirurgia plástica, dois termos femininos que até pouco tempo designavam exclusivamente uma intervenção cirúrgica destinada a mulheres e celebridades que queriam se tornar mais atraentes, hoje já caracteriza-se como uma realidade também masculina. Ainda disputando com menor intensidade as agendas dos cirurgiões plásticos, os homens, no entanto, depois de se aventurarem na cozinha e trocar barbeiros por cabeleireiros, resolveram se beneficiar dos efeitos dos bisturis.

O movimento de beleza masculino reflete a diminuição do preconceito e a aceitação da vaidade. Apesar de ainda relutante, o homem latino está aos poucos superando o machismo. Na verdade, o mais difícil não é tomar a decisão de fazer a cirurgia plástica, mas sim chegar ao consultório. Normalmente, os homens buscam uma cirurgia discreta da qual, se possível, só ele e o cirurgião precisem saber.

São dois grupos de homens que predominantemente procuram os consultórios de cirurgia plástica: os que buscam uma forma de corrigir algumas irregularidades traumatizantes, tais como orelhas em abano, e o grupo dos homens que deseja recuperar jovialidade. Este último, tem a faixa etária mais representativa entre 30 anos e 55 anos. As cirurgias não são indicadas para quem objetiva reconquistar um amor ou mesmo impulsionar a carreira profissional. O que se espera é que as pessoas, em geral, depois da plástica, possam recuperar a autoconfiança e a auto-estima.

Quando o homem procura o serviço profissional para traçar seus planos estéticos, deve ter em mente que cada caso é específico e merece um estudo à parte. Deve-se considerar em qualquer circunstância três aspectos básicos: o que o paciente quer, o que fica bem e o que o médico pode fazer. É comum, depois da consulta inicial, quando além do exame clínico, é dado espaço para que o paciente exponha suas queixas e expectativas, o cirurgião levante a possibilidade de se operar outra área que mereça atenção. De toda forma, o cirurgião deve levar em conta o fato de que cada paciente considera seu problema o mais terrível, traumatizante, embora muitas vezes somente ele enxergue o problema.

Na busca de discrição e da efetiva melhora da aparência facial, os candidatos à cirurgia devem ficar atentos para escolher profissionais que sejam membros da Sociedade Brasileira de Cirurgia Plástica. Não tenha pressa, peça indicações, leia sobre o assunto, converse abertamente com o médico escolhido nas consultas preliminares. Não deixe que a ansiedade de resolver um problema acabe criando outro maior.

CIRURGIA PLÁSTICA PARA AS MAMAS MASCULINAS

Pesquisas internacionais demonstram que de cada dez homens, três são portadores de ginecomastia, ou seja, possuem desenvolvimento excessivo das mamas. O problema, que causa constrangimento a muitos homens, pode ser solucionado com uma cirurgia plástica simples, sem internação hospitalar, que alia a lipoaspiração a pequenas incisões próximas da aréola.

Nos últimos anos, a procura das cirurgias para eliminação da ginecomastia vem aumentando, principalmente nos meses que antecedem o verão, já que, muitos homens passam a vida inteira indo à praia de camiseta ou muitas vezes, nem mesmo indo. A única opção para eliminar este problema é a intervenção cirúrgica.

A ginecomastia sempre foi motivo de zombarias na escola, tornando as aulas de educação física uma tortura.

Como a ginecomastia não é uma doença e sim um descontrole hormonal que não traz risco à saúde, a cirurgia só é indicada quando o homem apresenta problemas psicossociais. Existem casos de homens com mamas maiores do que muitas mulheres e não se sentem envergonhados. Para estes, a cirurgia pode ser totalmente dispensada. O maior problema provocado pela ginecomastia é a obesidade, já que a maioria prefere engordar para esconder as mamas, do que enfrentar a cirurgia, por medo e insegurança ou mesmo por desconhecimento da técnica.

Existem três tipos de ginecomastia: a verdadeira, a mista e a falsa. A verdadeira é aquela provocada por uma hipertrofia benigna da glândula mamária. A falsa, pelo excesso de tecido gorduroso localizado. E a mista, por sua vez, resulta de uma associação dos dois fatores.

O crescimento excessivo da glândula mamária masculina decorre de um rompimento do equilíbrio hormonal do indivíduo. Esse desequilíbrio costuma ocorrer a partir da puberdade, já que, até a adolescência o desenvolvimento das mamas é igual para ambos os sexos. Com o início da secreção de hormônios masculinos, a glândula mamária se atrofia. Durante esse processo, pode haver um desequilíbrio hormonal passageiro, que provoca um crescimento moderado das mamas. É um desequilíbrio considerado normal, desde que haja uma involução em um período de seis meses a dois anos no máximo.

Mas a ginecomastia pode ter outras causas, além das hormonais e glandulares. Pode ser decorrente do consumo excessivo de álcool, drogas e certos tipos de medicamentos, como corticóides. É também um problema comum entre os idosos, devido à diminuição da produção de hormônios masculinos. Depois de analisadas as causas primárias da doença, o médico avalia a necessidade ou não de cirurgia, dependendo do seu estado emocional.

Há várias técnicas cirúrgicas para o tratamento da ginecomastia. Quando se trata da ginecomastia falsa, basta uma lipoaspiração no local, em que o paciente retorna às atividades no dia seguinte, apenas com a recomendação de usar a faixa compressiva indicada pelo tempo que o médico determinar. No caso da verdadeira, o excesso de tecido glandular é retirado por uma incisão em forma de meia lua ao redor da aréola ou perto dela. Na ginecomastia mista, são sugeridas duas etapas: na primeira é feita a lipoaspiração para retirar a gordura, depois de três meses é avaliado o resultado e, se necessário, é feita a segunda etapa retirando-se o tecido glandular por meio da incisão. Na maioria dos casos não é necessário fazer a segunda etapa.

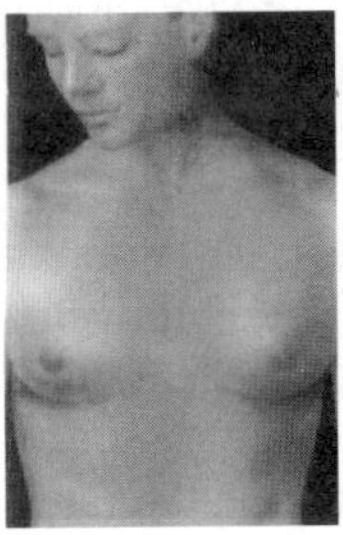

Antes

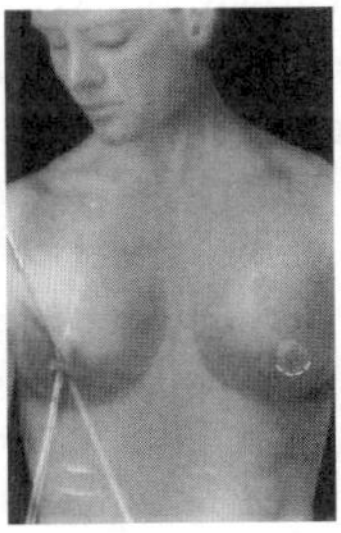

Com aspiração

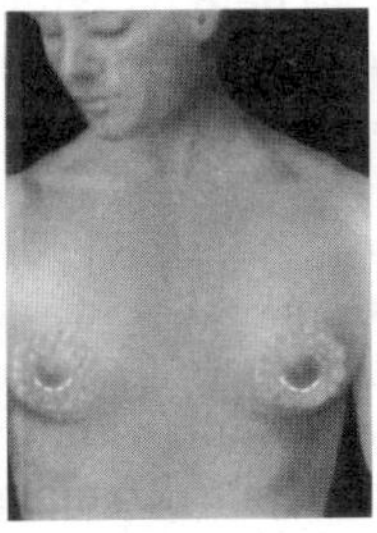

Método cirúrgico

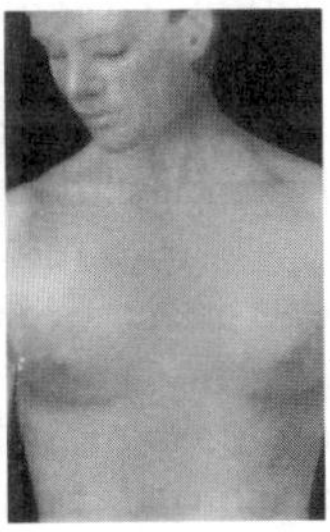

Depois

A CALVÍCIE

Muitas pessoas temem o pior quando notam uma grande quantidade de fios de cabelo presos ao pente ou caídos sobre a pia do banheiro: a calvície.

Atacando indistintamente cerca de 11 milhões de homens e mulheres brasileiros, exige a mesma atenção dada a outras doenças.

Algumas pessoas já nascem com a propensão à calvície, já que é um mal hereditário, mais precisamente genético, e relacionado ao sexo. Por isso, é mais freqüente nos homens do que nas mulheres.

As manifestações da calvície podem ocorrer na adolescência ou apenas se manifestar na velhice. Estudos revelam outras causas para perda de cabelos, tais como: doenças metabólicas, nervosas, dermatológicas ou exposição à radioterapia.

Entretanto, são fatores agravantes os gorros, os chapéus, os modernos bonés usados em lugares abafados que não permitem a perfeita oxigenação nem o perfeito arejamento do couro cabeludo. Outra medida prejudicial para quem está perdendo ou tem pouco cabelo é o uso de perucas. Nos casos em que a calvície já está instalada, o estado piora.

Logo a melhor orientação para as pessoas calvas que tendem a não gostar de si mesmas e se tornar inseguras transferindo todos os seus fracassos e frustrações a cada fio de cabelo perdido, é procurar um profissional especializado. Um bom clínico, dermatologista ou mesmo um cirurgião plástico têm plenas condições de solucionar as causas orgânicas, de ordem metabólica ou doenças do couro cabeludo. Controlada esta situação, então pode-se passar para outra etapa, que é a de trazer de volta o cabelo do paciente.

A ciência aliada à arte procura o aperfeiçoamento, buscando técnicas de transplante cada vez mais naturais para que o beneficiado seja o indivíduo calvo.

Existem hoje no mercado muitas técnicas, algumas delas já ultrapassadas. Seguem alguns exemplos:

Punch — é o recurso mais conhecido do público, principalmente pelo mau aspecto visual que o caracteriza deixando a cabeça do paciente como uma peneira, ou como horta, como cabeça de "Emília", ou ainda com cabelos de boneca. Esta técnica vem deixando de ser usada há alguns anos (Figura 1).

Rotação de retalhos — método que apresenta ganhos estéticos satisfatórios em relação aos *punchs*, mas peca no acabamento. O cirurgião seleciona uma tira de couro cabeludo, geralmente na lateral da cabeça, retira a mesma extensão do retalho da área calva e roda o pedaço de tecido com cabelo para área sem ele, logo, diminui a extensão da mesma. Entretanto, acaba ficando uma cicatriz.

Expansores da pele — técnica bastante utilizada em que uma espécie de bexiga de silicone é introduzida nas áreas cabeludas, com a finalidade de aumentar sua área, a partir da dilatação da pele. Pequenas quantidades de soro fisiológico são injetadas semanalmente para aumentar o volume da bexiga, e, conseqüentemente, expandir o tecido cabeludo. Após mais ou menos um mês, o expansor é retirado e aproveita-se a pele cabeluda expandida para recompor a área onde antes não havia cabelos. As desvantagens são a cicatriz e o fato de o paciente ter de se submeter a dois procedimentos cirúrgicos para obter apenas um resultado. Se não for suficiente terá que se submeter a nova expansão, logo, mais duas cirurgias.

Microenxertos — dos vários métodos já desenvolvidos na tentativa de se eliminar a calvície, o transplante por meio de microenxertos é, até hoje, o que produz resultados mais satisfatórios. Em calvícies não muito extensas com apenas uma cirurgia consegue-se resultados excelentes, mas se a calvície for muito extensa, existe a possibilidade de se fazer duas ou três etapas, dependendo da extensão da mesma e da área doadora, com um intervalo de, em média, três meses entre uma e outra, obtendo-se resultados naturais. A técnica do microenxerto consiste na retirada de uma faixa de couro cabeludo da área doadora, que é transformada (fatiada) em enxertos com dois a três fios cada um, que são transplantados individualmente para a área receptora (Figura 2).

Traçado um quadro realista do caso, quando a alternativa de transplante é escolhida e definido o número de etapas necessárias, deve-se dar início aos cuidados pré-operatórios: diminuir o fumo, as bebidas alcoólicas, as medicações, principalmente as que contêm ácido acetil salicílico, pelo menos quinze dias antes da cirurgia, e lavar a cabeça com sabonete antisséptico, recomendado pelo médico, nos dois dias que antecedem a cirurgia.

A cirurgia é realizada sob anestesia local e sedação a fim de que o paciente se mantenha relaxado e descontraído. No caso do transplante através de microenxertos, a área de onde é retirada a fita doadora é imediatamente fechada. O passo seguinte é a implantação dos microenxertos nas áreas demarcadas.

É uma cirurgia trabalhosa e leva, em média, de duas a três horas. Faz-se um curativo com faixa, tipo capacete, que é retirado após dois dias quando o paciente é liberado para lavar a cabeça diariamente até segunda ordem. O inchaço natural começa a desaparecer já no segundo dia após a cirurgia, desde que, seguidas as orientações de não abaixar a cabeça e dormir com a mesma elevada por alguns dias, além de tomar a medicação recomendada rigorosamente. Após a retirada do curativo, o paciente pode voltar às suas atividades normais.

É comum a formação de crostas, que irão desaparecendo com ajuda das lavagens diárias, ficando por volta do décimo quinto dia totalmente limpas. Muitos fios transplantados caem, voltando a crescer dentro de sessenta dias. Os pontos suturados na área doadora são retirados entre o sétimo e o décimo quarto dias. São necessários retornos periódicos para acompanhamento e limpeza da área transplantada, quando são retirados possíveis cabelos. É um processo lento até que se possa constatar o resultado definitivo.

Depois da queda dos cabelos transplantados a que já nos referimos, após o segundo mês, eles voltam a crescer definitivamente e mais ou menos no quarto mês atingem um centímetro de altura. Por isso, o paciente deve ter, antes de mais nada, paciência e força de vontade. Somente por volta do sexto mês se poderá avaliar a eficácia do procedimento.

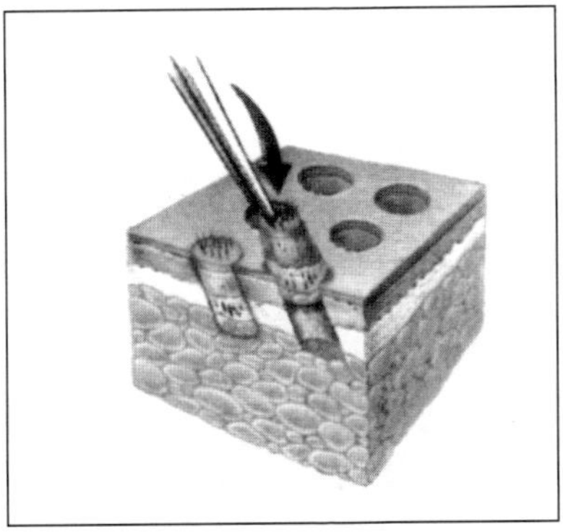

Figura 1

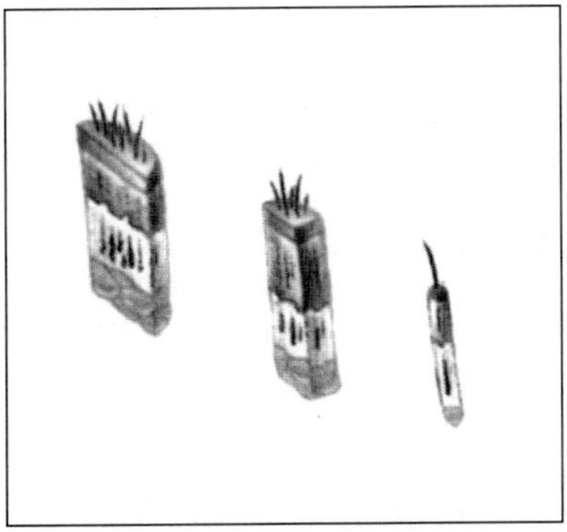

Figura 2

Impressão e acabamento:
GRÁFICA PAYM
Tel. (011) 4392-3344